乡镇卫生院服务能力标准

实用评审指南

主编 王海和 董四平 李龙倜

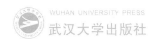
武汉大学出版社

图书在版编目(CIP)数据

　　乡镇卫生院服务能力标准实用评审指南/王海和,董四平,李龙倜主编.—武汉:武汉大学出版社,2019.4
　　ISBN 978-7-307-20802-5

　　Ⅰ.乡…　Ⅱ.①王…　②董…　③李…　Ⅲ.乡镇医院—卫生服务—评价标准—湖北—指南　Ⅳ.R197.62-62

　　中国版本图书馆 CIP 数据核字(2019)第 054430 号

责任编辑:鲍　玲　　责任校对:汪欣怡　　版式设计:马　佳

出版发行:**武汉大学出版社**　(430072　武昌　珞珈山)
　　　　　(电子邮箱:cbs22@whu.edu.cn 网址:www.wdp.com.cn)
印刷:武汉图物印刷有限公司
开本:787×1092　1/16　印张:8.75　字数:210 千字　插页:1
版次:2019 年 4 月第 1 版　　2019 年 4 月第 1 次印刷
ISBN 978-7-307-20802-5　　定价:45.00 元

编 委 会

主　编　王海和　董四平　李龙倜

副主编　童　强　夏云金　胡　莜　谢　谨
　　　　酒鹏飞　宋亚峰

编　委　王海和　董四平　李龙倜　童　强
　　　　夏云金　胡　莜　谢　谨　酒鹏飞
　　　　宋亚峰　严　彬　杨　彬　杨作强
　　　　郭公孙　周　瑜　杜士明　简　钢
　　　　雷　攀　马天羽　董　霞　黄钟敏

编者工作单位

王海和　十堰市太和医院
董四平　国家卫生健康委医院管理研究所战略发展研究部
李龙倜　湖北医药学院附属太和医院
童　强　十堰市太和医院
夏云金　十堰市太和医院
胡　苡　十堰市太和医院
谢　谨　十堰市太和医院
酒鹏飞　十堰市太和医院
宋亚峰　十堰市太和医院
杜士明　十堰市太和医院
简　钢　十堰市太和医院
雷　攀　十堰市太和医院
黄钟敏　十堰市太和医院
马天羽　十堰市太和医院
严　彬　十堰市卫生健康委员会
杨　彬　安康市卫生健康委员会
杨作强　十堰市卫生健康委员会
郭公孙　十堰市卫生健康委员会
周　瑜　十堰市卫生健康委员会
董　霞　十堰市太和医院郧阳区分院

前　言

为进一步提高乡镇卫生院服务能力建设，优化服务方式，规范业务管理，完善综合管理，改善服务质量，国家卫生健康委员会、国家中医药局下发了《乡镇卫生院服务能力标准（2018 年版）》，并开展"优质服务基层行"活动（国卫基层函〔2018〕195 号）。本书以我国《乡镇卫生院服务能力标准（2018 年版）》为蓝本，严格对照 100 条评价标准，从信息采集点，评价方式（包括资料查阅内容、现场查看内容、个案追踪方法），访谈要点，难点释义方面进行了详细诠释和解析。编写过程中遵循新一轮评价的新特点——标准依照 C、B、A 要求逐层递增，评价内容遵循制度、执行、督导检查和持续改进等管理要素由浅入深，尤其是新的评价方式的转变——由以往的单纯资料查阅方式，更改为现场查看、开放式访谈、追踪方法学应用等方式，这些内容将在本书中全面展现。"工欲善其事，必先利其器"，本书对于即将参加评审实战的评审员来说具有实用性和指导性，亦可作为当前乡镇卫生院开展医院规范化管理和迎接评审的工具书和参考书。

相关编写工作得到三级医院有关评审专家、学者的鼎力支持，完稿之际，在此对他们表示衷心感谢！

编委会

2018 年 12 月

目　　录

第一章　功能任务和资源配置

1.1　功能任务

能力标准	评价要点	信息采集点	材料与核查	访谈要点
1.1.1 基本功能	【C】 1. 提供基本医疗服务； 2. 提供预防保健服务； 3. 提供综合性、连续性的健康管理服务； 4. 承担县（区）级卫生行政部门委托的卫生管理职能。	院办1，公共卫生科2、3、4	**资料查阅：** 1. 医疗机构执业许可证中准予开设和实际开设的诊疗科目，医院各专科业务运行情况统计表； **现场查看：** 2. 公共卫生科的实际设置与预防保健业务开展情况； **资料查阅：** 3. 开展健康管理服务的相关资料（居民健康档案管理、健康教育、预防接种、儿童健康管理、孕产妇健康管理、老年人健康管理、高血压患者健康管理、2型糖尿病患者健康管理、严重精神障碍患者管理、肺结核患者健康管理、中医药健康管理）及相关业务开展情况； 4. 按照当地卫生计生行政部门要求，开展基本（或协助重大）公共卫生项目服务的相关资料、对村卫生室基本公共卫生服务项目的绩效考核记录。	医院开设有哪些临床科室？医技科室开设了哪些？有无开展体检业务？有无开展健康管理服务？主要承担县（区）级卫生行政部门委托的哪些卫生管理职能？
	【B】符合"C"，并具有辐射一定区域范围的医疗服务能力。	病案科	**资料查阅：** 查阅就诊患者相关信息，核定医院服务辐射范围。	医院的服务辐射范围涉及周边哪些地域？
	【A】符合"B"，并承担对周边区域内其他乡镇卫生院的技术指导。	医务科、公共卫生科	**资料查阅：** 1. 对周边其他乡镇卫生院开展技术指导的协议； 2. 开展相关技术指导记录。	对周边其他乡镇卫生院有无开展技术指导？有无技术指导协议或技术指导相关活动记录？

续表

能力标准	评价要点	信息采集点	材料与核查	访谈要点
1.1.2 主要任务	【C】 1. 提供当地居民常见病、多发病的门诊服务； 2. 提供适宜技术，安全使用设备和药品； 3. 提供中医药服务； 4. 提供基本公共卫生服务及有关重大公共卫生服务； 5. 提供计划生育技术服务； 6. 提供转诊服务，接收转诊病人； 7. 提供一定的急诊急救服务； 8. 负责村卫生室业务和技术管理。	医务科、门诊各诊室1、2，中医科、药房3，公共卫生科4、8，计划生育科5，医务科（或医保办）6，急诊科7	现场查看+资料查阅： 1. 查看门诊各诊室设置及医技等辅助科室设置，医院年度就诊疾病病种及手术病种统计表（含门诊）； 资料查阅： 2. 查阅开展的适宜技术目录、设备设施清单、药品采购目录； 现场查看： 3. 查看中医科门诊及中药房实际设置情况； 资料查阅： 4. 提供基本（及重大）公共卫生服务的相关资料与记录等； 现场查看： 5. 查看计划生育科的实际设置； 资料查阅： 6. 医院双向转诊服务登记本； 7. 急诊预检分诊登记本、抢救登记本； 8. 开展村卫生室业务及技术指导和监管的相关记录。	医院提供转诊服务与接收转诊病人的具体部门是哪一个？有无双向转诊记录？负责村卫生室业务和技术管理的部门是哪一个？有无业务和技术监管的相关记录？
	【B】符合"C"，并 1. 提供住院服务； 2. 开展一级常规手术。	1、2 医务科、病案科	资料查阅： 1. 医院住院床位编制批准文件及各专科定编床位一览表； 2. 医院（近3年）开展的手术分级目录、各类手术人次统计、死亡率一览表。	医院住院床位编制批准是多少张？实际开设是多少张？有无院内手术分级目录？有无上一年度手术病种分类统计表？
	【A】符合"B"，并 1. 开展二级常规手术； 2. 承担辖区内部分急危重症的诊疗。	1、2 医务科、病案科	资料查阅： 1. 同B2； 2. 近3年住院及急诊急危重症患者病种分类统计一览表（含住院危重抢救例数、经抢救死亡例数，住院危重患者抢救成活率；急诊科危重抢救例数，经抢救死亡例数、急诊科危重患者抢救成活率）。	医院有无收治急危重症患者？有无急危重症患者住院病种分类统计一览表？

1.2 科室设置

能力标准	评价要点	信息采集点	材料与核查	访谈要点
1.2.1 临床科室	【C】 1. 设立全科医疗科、内(儿)科、外科、妇(产)科、中医科； 2. 设置输液室、急诊(抢救)室、肠道及发热诊室等。	门诊各相关诊室	**现场查看：** 全科医疗科、内(儿)科、外科、妇(产)科、中医科、输液室、急诊(抢救)室、肠道门诊、发热门诊的实际设置与布局是否合理；肠道门诊与发热门诊是否符合院感要求。	门诊设置了哪些相关诊室？有无急诊抢救室、肠道门诊、发热门诊？
	【B】符合"C"，并设立儿科、口腔科、康复科、中医综合服务区。	门诊各相关诊室	**现场查看：** 儿科、口腔科、康复科、中医综合服务区实际设置与布局。	有无儿科、口腔科、康复科、中医综合服务区？
	【A】符合"B"，并至少设立3个以下科室或1个特色科室：眼科、耳鼻咽喉科(可合并设立五官科)、重症监护室、血液透析室、急诊科、皮肤科、麻醉科、手术室(可合并设立)、体检中心；特色科室有一定的医疗服务辐射能力。	门诊相关诊室	**现场查看：** 专科设立是否满足3个以下专科或1个特色科室(五官科、重症监护室、血液透析室、急诊科、皮肤科、麻醉科、手术室、体检中心)。	有无五官科、重症监护室、血液透析室、急诊科、皮肤科、麻醉科、手术室、体检中心？哪个专科属于特色科室？服务辐射涉及的地域有哪些？

能力标准	评价要点	信息采集点	材料与核查	访谈要点
	【C】设置药房、检验科、放射科、B超室、心电图室（B超与心电图室可合并设立）。	药房、医技相关科室	**现场查看：** 药房、检验科、放射科、B超室、心电图室实际设置与布局。	医技科室设置有哪些？B超与心电图室是否合并设立？
1.2.2 医技及其他科室	【B】符合"C"，并 1. 增设消毒物品储藏室（可依托有资质的第三方机构）； 2. 中西药房分设。	消毒供应室，中西药房	**现场查看+资料查阅：** 1. 消毒物品储藏室的设置、院内消毒供应室的资质或依托提供服务的第三方机构资质； 2. 查看中药房与西药房实际设置（分设）与布局。	物品和器械的消毒是由何方提供的？提供方有无资质？中药房与西药房有无分设？
	【A】符合"B"，并 1. 增设消毒供应室； 2. 增设医学影像科。	消毒供应室、医学影像科	**现场查看：** 1. 消毒供应室布局与流程； 2. 医学影像科布局与流程。	医学影像科能够满足哪些医学申请检查项目？

能力标准	评价要点	信息采集点	材料与核查	访谈要点
1.2.3 公共卫生科或预防保健科	【C】包含预防接种室、预防接种留观室、儿童保健室、妇女保健室、健康教育室等。	公共卫生科	**现场查看:**公共卫生科实际设置与布局。	有无预防接种室、预防接种留观室、儿童保健室、妇女保健室、健康教育室?
	【B】符合"C",并 1. 预防接种门诊达到当地规范化门诊建设标准; 2. 设置听力筛查、智力筛查室。	公共卫生科	**现场查看+资料查阅:** 1. 核查人员资质、预防接种设施条件、冷链管理、疑似预防接种异常反应监测处理以及预防接种告知、记录、报告和宣传工作等是否符合当地规范化预防接种门诊建设标准; **现场查看:** 2. 听力筛查室、智力筛查室的设置与布局。	预防接种人员是否经过培训并取得资质?疑似预防接种异常反应如何处理?是否设置有听力筛查室和智力筛查室?
	【A】符合"B",并 1. 增设心理咨询室、健康小屋、预防保健特色科室等; 2. 预防接种门诊达到数字化门诊建设标准。	公共卫生科	**现场查看:** 1. 心理咨询室、健康小屋、预防保健特色科室等; 2. 门诊预防接种流程是否符合数字化门诊建设标准。	有无心理咨询室、健康小屋、预防保健特色科室?它们分别提供哪些服务?门诊预防接种是否信息化支持全部流程?

能力标准	评价要点	信息采集点	材料与核查	访谈要点
1.2.4 计划 生育科	【C】 1. 有开展计划生育技术服务场所及相关设施； 2. 有计划生育科普知识宣传资料架和药具展示柜等。	计划生育科	**现场查看：** 1. 计划生育科的实际设置与布局及相关设备设施及院感符合性； 2. 查看科普知识宣传资料架和药具展示柜。	计划生育科的医护人员是如何配置的？有无开展过计划生育科普知识宣传？
	【B】符合"C"，并计划生育咨询室、手术室分开设置，布局合理。	计划生育科	**现场查看：** 计划生育咨询室、手术室是否分设并符合院感要求。	
	【A】符合"B"，并计划生育科达到规范化设置。	计划生育科	**现场查看：** 是否满足规范化设置要求（详见附录1释义参考点1.2.4）。	

能力标准	评价要点	信息采集点	材料与核查	访谈要点
1.2.5 职能科室	【C】设院办、党办、医务、护理、财务、病案管理、信息、院感、医保结算、后勤管理等专(兼)职岗位。	院办、党办、医务科、护理部、财务科、病案科、信息科、院感办、医保结算办、后勤管理办	资料查阅： 1. 行政组织结构图； 2. 相关职能部门人员花名册及岗位职责。	医院职能科室设置有哪些？哪些部门设置有专职岗位？
	【B】符合"C"，并至少设立3个以下职能科室：院办、党办、医务(质控)、护理、财务、病案管理、信息、院感、医保结算、后勤管理等。	职能科室(同上)	现场查看： 是否至少有3个职能科室独立设置，并且有专职人员。	哪些部门里有兼职人员在工作？
	【A】符合"B"，并独立设立病案管理科、院感科。	病案科、院感科	现场查看： 病案科、院感科实际设置情况，包括专职人员、岗位职责。	病案科、院感科是否独立设置？

1.3 设施设备

能力标准	评价要点	信息采集点	材料与核查	访谈要点
	【C】 设置 20 张床位及以下，建筑面积达到 300~1100 平方米。	后勤管理办、临床科室	**资料查阅：** 核实各医院设置床位总数、以及医院建筑使用面积。	医院的编制床位数是多少？实际开放床位数是多少？现有的面积是多少？
1.3.1 建筑面积	【B】符合"C"，并设置 21~99 张床位，每增设 1 张床位，建筑面积至少增加 50 平方米。	后勤管理办、临床科室	**现场查看：** 核实实际总床位数及建筑面积。	近三年床位数量是否发生变动？
	【A】符合"B"，并设置 100 张床位及以上，每增设 1 张床位，建筑面积至少增加 55 平方米。	后勤管理办、临床科室	**现场查看：** 同 B。	近三年建筑面积是否发生变动？

能力标准	评价要点	信息采集点	材料与核查	访谈要点
	【C】 实际开放床位 10～20 张。	医务科（或病案科）	**资料查阅：** 医院业务运行统计月报表（查实际开放床位）。	医院实际开放床位多少张？
1.3.2 床位设置	【B】符合"C"，并实际开放床位 21～99 张。	医务科（或病案科）	**资料查阅：** 同上。	同上。
	【A】符合"B"并实际开放床位 100 张及以上。	医务科（或病案科）	**资料查阅：** 同上。	同上。

续表

能力标准	评价要点	信息采集点	材料与核查	访谈要点
1.3.3 设备配置	【C】参照《医疗机构基本标准（试行）》①（卫医发〔1994〕第30号）要求配备相关设备，配备必要的中医药服务设备。	后勤管理办	**资料查阅：**对照附录1释义参考1.3.3核定医院设备设施清单。	医院设备设施配置是否满足《医疗机构基本标准（试行）》的要求？
	【B】符合"C"，并配备DR、彩超、全自动生化分析仪、血凝仪、十二导联心电图机、空气消毒机、麻醉机、胃镜、呼吸机以及与诊疗科目相匹配的其他设备。	医学影像科（含超声、放射、心电图专业），检验科，急诊科，胃镜室，手术室。	**现场查看：**对照B条款所要求的设备清单现场核定。	条款1.3.3B所要求的设备是否齐备并完好？
	【A】符合"B"，并配备CT、急救型救护车、全自动化学发光免疫分析仪等设备。	医学影像科、急诊科、检验科	**现场查看：**对照A条款所要求的设备清单现场核定。	条款1.3.3A所要求的设备是否齐备并完好？

---

① 2017年6月国家卫计委下发了新的《医疗机构基本标准（试行）》。因考虑到本书内容的适用范围，本书仍引用《医疗机构基本标准（试行）》（卫医发（1994）第30号）文件。

能力标准	评价要点	信息采集点	材料与核查	访谈要点
	【C】 1. 卫生厕所布局合理； 2. 无障碍设施符合相关标准要求； 3. 门诊诊室、治疗室、多人病房等区域为服务对象提供必要的私密性保护措施； 4. 在需要警示的地方有明显的警示标识。	门诊及相关诊室	现场查看： 1. 门诊有关患者卫生间的布局与数量； 2. 是否有残疾人使用的无障碍卫生设施； 3. 各诊室（含治疗室）、病房隐私隔帘或屏风实际设置情况； 4. 各危险区域警示标识（配电箱、开水器、相关辐射、生物安全等区域及后勤有关机房等）。	门诊有无专供残疾人使用的无障碍卫生设施？各诊室、病房有无隐私隔帘或屏风？
1.3.4 公共设施	【B】符合"C"，并 1. 厕所达到无害化卫生厕所标准； 2. 候诊椅数量配备适宜，舒适度较好。	门诊及相关诊室	现场查看： 1. 卫生间是否达到无害化卫生厕所标准（见附录1释义参考1.3.4）； 2. 候诊区候诊椅的数量设置情况。	哪些候诊区配置有候诊椅？具体数量是多少？
	【A】符合"B"，并配备使用自助查询、自助挂号、自助打印化验结果报告等设备，使用门诊叫号系统。	门诊及相关诊室、医技科室	现场查看： 费用自助查询机、自助挂号、自助报告打印机、门诊叫号系统。	有无自助查询、自助挂号、自助报告打印机？有无门诊排队叫号系统？

1.4　人员配备

能力标准	评价要点	信息采集点	材料与核查	访谈要点
1.4.1 人员配备	【C】 1. 达到《医疗机构基本标准（试行）》（卫医发〔1994〕第30号）要求的配备； 2. 人员编制数不低于本省（区、市）出台的编制标准； 3. 卫生技术人员数不低于全院职工总数的80%； 4. 注册全科医师不低于1名； 5. 设立中医科的，中医类别医师不少于2名。	人事科	**资料查阅：** 医院人员花名册，核定员工总数、卫生技术人员数（每床至少配备0.7名卫生技术人员）、全科医师数（不低于1名）、中医类别医师数（不低于2名）。	医院共有多少名工作人员？卫生技术人员有多少名？经注册的全科医师有多少名？中医类别医师有几名？
	【B】符合"C"，并 1. 大专及以上学历卫生技术人员比例达到50%以上； 2. 辖区内每万服务人口注册全科医师数不少于2人。	人事科	**资料查阅：** 医院人员花名册，核定大专及以上学历比例（不低于50%以上）、全科医师数（不低于2名/万服务人口）。	大专以上（含大专）学历卫生技术人员数量是多少？辖区内服务人口是多少？
	【A】符合"B"，并 1. 执业（助理）医师中本科及以上学历人员比例达到50%以上； 2. 中级职称及以上卫生技术人员比例达到20%，并有1名中级及以上执业护士； 3. 至少有1名副高级及以上职称医师； 4. 至少有1名经过住院医师规范化培训合格并注册的医师； 5. 至少有1名中级及以上职称的中医类别医师。	人事科	**资料查阅：** 医院人员花名册，核定本科以上学历执业医师比例（不低于50%）、中级职称以上（含中级）卫生技术人员比例（不低于20%）；以下人员至少1名：中级及以上执业护士人数、副高级及以上职称医师数、经过住院医师规范化培训合格的医师数、中级以上职称（含中级）的中医类别医师数。	执业（含助理）医师中，本科及以上学历人员数量是多少？中级职称以上（含中级）卫生技术人员数量是多少？副高级及以上职称医师数量是多少？有无经住院医师规范化培训合格并注册的医师？有无中级以上（含中级）职称的中医类别医师？

第二章 基本医疗和公共卫生服务

2.1 服务方式

能力标准	评价要点	信息采集点	材料与核查	访谈要点
2.1.1 门、急诊服务	【C】 1. 门、急诊科布局科学、合理,流程有序、连贯、便捷; 2. 患者就诊方便,有导诊指示线路图,诊室标识清楚,设施设置人性化; 3. 能提供一般常见病、多发病诊治和慢性病管理服务; 4. 急诊服务区域标识醒目; 5. 基本急救设备配置和药品配备符合国家相关规定,且运行状况良好。	急诊科1、4、5,门诊各诊室、服务窗口1、2、3	现场查看: 1. 门诊、急诊、医技科室布局,包括挂号收费、药房等窗口的设置,是否便于患者就诊; 2. 导诊指示图、楼层索引图、诊室标识及相关设施; 3. 门诊常见病、多发病诊室,慢性病门诊诊室及就诊相关记录; 4. 急诊服务区域功能划分及标识; 5. 门、急诊基本急救设备配置及急救药品配备情况。	门诊接诊的常见病、多发病有哪些?有慢性病门诊吗?急诊科有无"三区"划分?是否设置有急诊预检分诊?抢救室有哪些基本急救设备和急救药品?
	【B】符合"C",并 1. 设立咨询服务台、候诊区,开展导诊、分诊服务,提供轮椅、担架等便民设施; 2. 能实现挂号、收费、医保结算等一站式服务; 3. 在挂号、检验、药房、收费等窗口有针对抢救患者的优先措施; 4. 有急诊登记资料,能够对患者的来源、去向及急救全过程进行追溯。	门诊有关服务窗口1、2、3,急诊科4	现场查看: 1. 导诊咨询服务台、候诊区,预检分诊台及便民措施公示牌(核查便民物品与公示牌内容是否一致); 2. 挂号、收费、医保结算是否实行窗口一站式服务; 3. 门诊服务各窗口、各医技科室是否公示急诊优先提示牌; 资料查阅: 4. 预检分诊登记本、急救登记本。	导医台能为患者提供哪些便民措施?便民措施是否已公示?门诊就诊服务流程中哪些患者可以优先接受诊疗服务?急诊、急救有无预检分诊登记和急救登记?急诊患者有最终去向登记吗?

能力标准	评价要点	信息采集点	材料与核查	访谈要点
2.1.1 门、急诊 服务	【A】符合"B"，并 1. 有缩短患者等候时间的措施； 2. 独立设置急诊科； 3. 职能部门对门诊、急诊管理工作有分析评价，持续改进门诊、急诊工作质量。	门诊有关服务窗口 1、急诊科 2、医务科 3	**现场查看：** 1. 患者就诊流程图、相关候诊区的设置。个案追踪一名普通就诊患者从门诊挂号、接受诊疗以至离开门诊所使用的时间； **资料查阅+现场查看：** 2. 急诊科人员资质清单、排班表； 3. 职能部门对门诊、急诊管理工作的分析评价资料，包括月检查记录表，存在的问题、提出的整改措施、受检部门反馈的改进情况；改进门诊、急诊工作并取得成效的具体案例。	针对缩短患者等候时间所采取的措施有哪些？门诊、急诊管理工作有无分析评价资料？多久分析评价一次？有无改进门诊、急诊工作质量并取得成效的具体案例？
2.1.2 住院服务	【C】 1. 能提供常见病、多发病的住院诊疗； 2. 执行留观、入院、出院、转院制度，并有相应的服务流程。	临床各科室 1、2，急诊科 2	**资料查阅：** 1. 医院年度收治疾病病种情况统计表； 2. 医院制定的留观、入院、出院、转院制度与服务流程；急诊留观病历、查阅患者入院、出院登记本，患者转院登记本。	针对常见病、多发病所开设的专科病区有哪些？有无开设急诊留观室？患者留观时间是多久？留观、入院、出院、转院有无制度与相应服务流程？
2.1.2 住院服务	【B】符合"C"，并 1. 能为患者入院、出院、转院提供指导和各种便民措施； 2. 有部门负责协调转诊。 3. 有部门或专(兼)职人员负责出院病人随访。 4. 至少有 1 名主治及以上职称的执业医师。	临床各科室、门诊有关服务窗口 1，医务科 2，临床各科室 3、4	**现场查看：** 1. 入院、出院、转院能否提供指导服务，导医台等有关服务窗口能否提供的便民措施； **资料查阅：** 2. 部门协调患者转诊的记录； 3. 出院患者随访记录本； 4. 各病区医师的执业资质、职称资料。	如何指导入院、出院、转院？入院、出院、转院的便民措施有哪些？如何对出院病人进行随访？
	【A】符合"B"，并职能部门对住院诊疗情况有分析评价，持续改进住院诊疗质量。	医务科、病案科	**资料查阅：** 职能部门对住院诊疗情况月分析评价资料，包括月检查记录表，存在的问题、提出的整改措施、受检部门反馈的改进情况清单；改进住院诊疗质量并取得成效的具体案例。	职能部门针对住院诊疗质量情况有无定期分析评价资料？有无改进住院诊疗质量并取得成效的具体案例？

能力标准	评价要点	信息采集点	材料与核查	访谈要点
2.1.3 家庭医生 签约服务	【C】 1. 合理组建家庭医生签约服务团队; 2. 明确划分家庭医生服务责任区域; 3. 明确签约服务的内容(包含中医药服务); 4. 签订签约服务协议; 5. 按照协议提供服务; 6. 每个家庭医生团队都有能够提供中医药服务的医师或乡村医生。	公共卫生科	资料查阅: 1. 家庭医生签约服务团队名单、责任分工、职责; 2. 相关服务责任区域划分; 3. 具体签约协议,内容包括提供中医药服务; 4. 已经签订的服务协议数量; 5. 家庭医生提供服务的记录; 个案追踪: 6. 家庭医生团队提供诊疗服务的记录,以及团队人员的相关执业资质。	是否组建家庭医生签约服务团队?签约服务内容主要有哪些?协议内容是否包含提供中医药服务?团队成员能否提供中医药服务?中医药服务人员有无资质?
	【B】符合"C",并 1. 签约服务覆盖率达到30%以上; 2. 重点人群签约服务覆盖率达到60%以上; 3. 签约居民续约率达到70%以上; 4. 每个签约服务团队服务人口不超过2000人; 5. 以需求为导向,针对不同人群提供相应的个性化服务。	公共卫生科	资料查阅: 1. 核查签约服务协议数量、辖区人口数量,计算服务覆盖率; 2. 核查重点人群签约服务协议数量,计算重点人群服务覆盖率; 3. 核查已连续签约的服务协议数量; 4. 核定每个签约服务团队服务人口数量; 个案追踪: 5. 为不同人群提供的个性化服务是否与记录相符。	签约服务覆盖率目前是多少?重点人群签约服务覆盖率是多少?签约居民续约率是多少?目前团队的服务人口数量是多少?针对不同人群能否提供个性化服务?
	【A】符合"B",并签约居民续约率达到80%以上。	公共卫生科	资料查阅: 核查已连续签约的服务协议数量。	签约居民续约率是否达到80%?

续表

能力标准	评价要点	信息采集点	材料与核查	访谈要点
	【C】 1. 至少有 1 家相对固定的转诊医院，签订双向转诊协议； 2. 有转诊记录可查； 3. 建立双向转诊制度并落实； 4. 接收上级医院下转的疾病恢复期病人。	医务科 1、2、3，临床各科室 4	资料查阅： 1. 与转诊医院签订的双向转诊协议； 2. 双向转诊记录； 3. 双向转诊制度及相关记录、统计分析； 4. 接收上级医院下转的疾病恢复期病人统计及转归情况分析。	是否与上级医院签订有双向转诊协议？有无双方转诊的具体登记？有无定期统计与分析？针对上级医院下转的疾病恢复期病人，有无定期统计及转归情况分析？
2.1.4 转诊服务	【B】符合"C"，并 1. 转诊机构之间有转诊信息反馈机制； 2. 能提供上级医院预约挂号服务； 3. 有转诊信息系统。	医务科 1、2、3，临床各科室 2	现场查看： 1. 转诊医疗机构之间转诊信息反馈确认一览表； 2. 现场演示为患者预约上级医院第二天的某专科门诊挂号； 3. 转诊信息系统及相关记录。	与上级医院之间就转诊信息有无定期反馈确认？能为患者预约上级医院第二天的某专科的门诊挂号吗？有无转诊信息系统及具体信息记录？
	【A】符合"B"，并能提供上级医院预约检查、预约住院服务。	医务科、临床各科室	现场查看： 现场演示为患者预约上级医院预约检查及住院服务。	能为患者提供预约上级医院预约检查、预约住院服务吗？

能力标准	评价要点	信息采集点	材料与核查	访谈要点
	【C】 1. 建立远程医疗协作网络； 2. 配备远程医疗的设施设备，能开展远程医疗服务； 3. 有专(兼)职人员负责远程医疗服务。	医务科	**现场查看：** 1. 远程医疗协作网络； 2. 远程医疗设备设施； **资料查阅：** 3. 具体管理人员名单(或排班表)、远程医疗服务记录本。	是否能与医疗协作医院开展远程医疗服务？每年远程医疗服务人次有多少？有无专人负责此项工作？
2.1.5 远程医疗 服务★	【B】符合"C"，并 1. 不断完善和及时改进设施设备、信息技术； 2. 通信网络和诊疗装置维护完好，常态化运行并有记录。	医务科	**现场查看+资料查阅：** 1. 远程医疗设备、设施更新情况和网络升级情况； 2. 通信网络和诊疗装置完好情况、日常维护保养记录、运行日志。	相关设备设施是否完备和完好？网络是否不断升级？
	【A】符合"B"，并相关职能部门定期进行评价，有记录，对存在的问题有改进措施及成效评价。	医务科	**资料查阅：** 职能部门对远程医疗诊断治疗效果的定期分析评价资料，包括存在的问题、提出的改进措施，改进后诊断治疗效果的评价资料。	对远程医疗诊断治疗效果有无定期分析评价资料？多久分析评价一次？有无改进前后统计的诊断治疗效果对比资料？

2.2　服务内容和水平

2.2.1　基本医疗服务

能力标准	评价要点	信息采集点	材料与核查	访谈要点
2.2.1.1 病种（见附件）	【C】 至少能够识别和初步诊治 50 种常见病、多发病。	医务科、病案科	**资料查阅：** 医院年度诊治疾病病种及开展手术病种统计表（含门诊、住院）。	医院门诊和住院能识别和初步诊治的常见病、多发病有多少种？
	【B】符合"C"，并 1. 至少能够识别和初步诊治 60 种（含 C 中 50 种）常见病、多发病； 2. 近 3 年累计收治住院病种不低于 50 种。	医务科、病案科	**资料查阅：** 1. 医院年度诊治疾病病种及开展手术病种统计表（含门诊、住院）； 2. 医院近 3 年累计收治的疾病病种及开展手术病种统计表（不含门诊）。	医院近 3 年累计收治住院的疾病病种有多少种？
	【A】符合"B"，并 1. 至少能够识别和初步诊治 100 种常见病、多发病； 2. 近 3 年累计收治住院病种不低于 60 种； 3. 近 3 年累计开展手术病种不低于 10 种。	医务科、病案科	**资料查阅：** 1. 医院年度诊治疾病病种及开展手术病种统计表（含门诊、住院）； 2. 医院近 3 年累计住院疾病病种统计表（不含门诊）； 3. 医院近 3 年累计开展手术病种统计表（含门诊）。	医院近 3 年累计开展手术病种有多少种？

能力标准	评价要点	信息采集点	材料与核查	访谈要点
2.2.1.2 急诊急救服务	【C】 1. 开展服务区域内24小时急诊服务； 2. 医务人员掌握应急知识、急救设备的使用，具备应急能力，能对循环系统、呼吸系统急危重症患者和肾功能衰竭、急性中毒、休克及一般急危重症患者作出初步诊断和急救处理； 3. 医务人员应掌握心肺复苏术、电除颤、腹腔穿刺术；能够开展清创、缝合、止血、包扎、简易骨折固定(如夹板外固定等)等急救技术； 4. 急救药品配备齐全并定期更新，急救物品完好率100%； 5. 每年至少组织1次急救演练。	急诊科	**现场查看+资料查阅：** 1. 急诊科人员、车辆、生命支持类设备、急救物品配置及完好情况，急诊医护人员资质、排班表、出诊记录。 **抽查考核：** 2. 急诊医护人员应急知识掌握情况、急救设备操作情况；对循环系统、呼吸系统急危重症患者和肾功能衰竭、急性中毒、休克及一般急危重症患者诊治流程； 3. 抽考心肺复苏术、电除颤术、腹腔穿刺术；清创、缝合、止血、包扎、简易骨折固定等急救技术； **现场查看+资料查阅：** 4. 急救药品的基数管理情况及有效期，急救物品配置品种、数量与有效期；急救药品交接记录、物品交接记录。 5. 急诊科各类急救演练记录。	服务区域内能否提供24小时急诊服务？有无急救药品和急救物品配备清单？账物是否相符？急诊科每年开展了哪些急救演练？有演练记录吗？

能力标准	评价要点	信息采集点	材料与核查	访谈要点
2.2.1.2 急诊急救服务	【B】符合"C"，并 1. 对急性创伤、急诊分娩、急性心肌梗死、急性脑卒中、急性颅脑损伤、高危新生儿等重点病种具备初步识别与处理能力； 2. 急救体系相关责任部门管理人员知晓履职要求，监管措施落实到位； 3. 在急危重症抢救中，有主治或以上医师负责组织抢救工作； 4. 掌握胸腔穿刺、气管插管、气管切开等技术； 5. 建立危重患者"绿色转诊通道"。	急诊科	**抽查考核：** 1. 医护人员对急性创伤、急诊分娩、急性心肌梗死、急性脑卒中、急性颅脑损伤、高危新生儿等重点病种的识别与处理流程； **个案追踪：** 3. 追踪经急诊科抢救入院的患者，查看抢救记录，核定主持抢救工作的医师职称是否为主治医师(含主治)以上职称； **资料查阅：** 1. 急诊科出诊记录本、急救登记本； 2. 急诊科各类人员职责、医务科人员、总值班人员职责、医务科日常监管记录； 3. 胸腔穿刺、气管插管、气管切开等技术培训记录(可要求边口述边演练)； 4. "绿色转诊通道"管理办法和办理记录。	访谈急诊科医师，有无急诊科重点病种急诊服务流程？负责自组织抢救工作的医师需要何种职称？访谈医务科工作人员，在急救体系中承担什么职责？总值班人员承担哪些职责？针对急救体系有哪些监管措施？有无"绿色转诊通道"管理办法？有无时限要求？
	【A】符合"B"，并 1. 建立多学科协作机制，相关部门责任明确，各司其职，确保患者能够获得连贯、及时、有效的救治； 2. 医务人员急诊诊疗情况有登记与分析评价，对存在的问题与缺陷有改进措施，持续改进急诊急救服务有成效。	医务科	**资料查阅：** 1. 急会诊制度及急诊工作制度、急诊绿色通道管理办法、急会诊记录； 2. 急诊登记本与定期的急诊抢救成功率分析评价，包括存在的问题与缺陷分析、改进措施、改进前与后的抢救成功率的对比资料。	急诊急救工作中有无体现多学科协作机制？具体是如何协作的？科室对急诊诊疗效果有无定期分析评价？多久分析评价一次？有无改进前、后的急诊诊疗效果对比评价资料？

能力标准	评价要点	信息采集点	材料与核查	访谈要点
	【C】 1. 能对内科常见病、多发病进行识别和初步诊治； 2. 能对诊断明确的慢性病（如高血压病、冠状动脉粥样硬化性心脏病、慢性阻塞性肺疾病、糖尿病、脑卒中康复期、晚期肿瘤、慢性肾功能衰竭等）提供综合管理服务。	内科、医务科	资料查阅： 1. 内科(儿科)年度诊治疾病病种统计表(含门诊)，必要时查看门诊工作日志； 2. 慢性病(如高血压病、冠状动脉粥样硬化性心脏病、COPD、糖尿病、脑卒中康复期、晚期肿瘤、慢性肾功能衰竭等)年度住院人次统计表、门诊日常综合管理记录。	有无内科(儿科)年度就诊疾病病种统计表？有无慢性病（条款要求）年度住院人次统计及日常综合管理记录？
2.2.1.3 内（儿）科医疗服务	【B】符合"C"，并 1. 设立住院病房，上一年度收治病种不少于5种； 2. 医护人员配备满足住院病人照护需要； 3. 住院病房有中级及以上职称医师负责主持危重病人抢救工作。	内科、医务科	资料查阅： 1. 查看内(儿)科年度住院患者病种统计表； 2. 查看内(儿)科医护人员花名册、资质、排班表并参照平均在院(科)患者数核定； 个案追踪： 3. 内(儿)科病房危重症患者住院病历，核定主持抢救工作的医师职称。	有无上一年度住院患者病种统计表？科内医师、护士人数配备分别是多少？对于主持危重病人抢救工作的医师职称有何要求？
	【A】符合"B"，并 1. 住院病房有副高及以上职称医师负责主持危重病人抢救工作； 2. 定期进行住院病人医疗质量分析，并持续改进； 3. 提供儿科服务。	内科、医务科	个案追踪： 1. 同B3； 资料查阅： 2. 住院患者医疗质量分析，包括存在的问题、改进措施、改进后的成效分析； 现场查看： 3. 儿科门诊或儿科病房的实际独立开设情况。	病房是否定期召开医疗质量分析会？多久召开一次？有无医疗质量评价记录？有无改进措施？有无改进前、后相关评价指标的对比分析资料？是否开展儿科诊疗服务？

能力标准	评价要点	信息采集点	材料与核查	访谈要点
2.2.1.4 外科医疗服务	【C】能在外科门诊完成止血、缝合、包扎、骨折固定、转运等处理。	外科门诊	**现场查看：** 外科门诊清创缝合室、换药室，相关耗材及转运设施。	有无外科门诊？外科门诊能开展哪些业务？具体场所有哪些？
	【B】符合"C"，并 1. 能提供住院服务； 2. 近3年累计开展手术病种不少于5种； 3. 具备临床输血基本条件与资质； 4. 手术切除标本送检病理检查（可与其他单位协作完成并出示协作单位协作合同）。	外科病房1、2，检验科3，病理科4	**现场查看：** 1. 外科病房的布局与设置； **资料查阅：** 2. 近3年累计开展的手术病种统计表； **现场查看：** 3. 贮血冰箱、复温设备、转运设施及相关人员资质； **个案追踪：** 4. 选择两份外科手术患者住院病历，追踪病历中病理检查报告单的报告者，核定报告者资质；未开设病理科的则追踪与其他协作单位的协议以及协作方人员资质。	有无外科病房？外科病房近3年累计开展手术病种有多少种？如何解决术中输血问题？有哪些输血设备与设施？负责血袋保管与转运的相关人员有无经过专门培训？手术切除的标本有无做病理检查？由谁做病理检查？
	【A】符合"B"，并 1. 近3年累计开展手术病种不少于10种； 2. 有高级职称医师负责主持危重病人抢救工作； 3. 定期进行住院病人医疗质量与手术质量分析，并持续改进。	外科病房	**资料查阅：** 1. 近3年累计开展的手术病种统计表； **个案追踪：** 2. 外科病房危重症患者住院病历，核定主持抢救工作的医师职称是否为高级职称； **资料查阅：** 3. 住院患者医疗质量与手术质量分析，包括存在的问题、改进措施、改进后的成效分析。	病房有无定期召开医疗质量分析会？多久召开一次？有无医疗质量与手术质量评价记录？有无改进措施？有无改进前、后相关评价指标的对比分析资料？

能力标准	评价要点	信息采集点	材料与核查	访谈要点
2.2.1.5 妇（产）科医疗服务★	【C】 1. 能开展孕妇一般产前检查； 2. 能对妇科常见病、多发病进行识别和初步诊治。	妇产科门诊	**现场查看：** 1. 产科门诊布局与设置、产前检查室及相关器械、设备、设施，医护人员配置。 **资料查阅：** 2. 近 3 年累计开展的妇科常见病、多发病病种统计表。	门诊能够开展哪些孕妇产前检查项目？近 3 年累计开展的妇科常见病、多发病病种有多少种？
	【B】符合"C"，并 1. 能提供住院服务； 2. 提供正常分娩服务。	妇产科病房	**现场查看+资料查阅：** 1. 查看妇产科病房的布局与设置； 2. 查看产房及其设备、设施，产房分娩登记本，医、护及助产人员资质与排班表。	有无妇产科病房？年住院分娩量是多少？
	【A】符合"B"，并 1. 能开展剖宫产手术； 2. 有高级职称医师负责主持危重病人抢救工作； 3. 定期进行住院病人医疗质量与手术质量分析，并持续改进。	妇产科病房	**资料查阅：** 1. 月剖宫产例数统计表； **个案追踪：** 2. 病房危重症患者住院病历，核定主持抢救工作的医师职称是否为高级职称。 **资料查阅：** 3. 住院患者医疗质量与手术定期质量分析，包括存在的问题、改进措施、改进后的成效分析。	上一年度剖宫产手术例数有多少？病房有无定期召开医疗质量分析会？多久召开一次？有无医疗质量与手术质量评价记录？有无改进措施？有无改进前、后相关评价指标的对比分析资料？

续表

能力标准	评价要点	信息采集点	材料与核查	访谈要点
2.2.1.6 全科医疗服务	【C】 1. 开展一般常见病、多发病的临床诊疗服务和连续的健康管理服务； 2. 能进行腹痛、腹泻、发热、贫血、咳嗽等常见症状的初步鉴别诊断； 3. 对诊断明确的高血压病、2型糖尿病等慢性病提供健康管理服务。	全科医疗科1、2，公共卫生科1、3	**资料查阅：** 1. 年度诊治疾病病种统计表(含门诊)，必要时查看门诊工作日志、门诊患者病历； 2. 疾病诊疗规范及业务培训记录； 3. 高血压病、2型糖尿病患者的健康管理档案。	针对腹痛、腹泻、发热、贫血、咳嗽等患者如何初步鉴别诊断？针对高血压病、2型糖尿病患者，是否纳入慢性病健康管理服务范围？
	【B】符合"C"，并 1. 对诊断明确的冠状动脉粥样硬化性心脏病、慢性阻塞性肺疾病、脑卒中康复期、晚期肿瘤、慢性肾功能衰竭等疾病，能提供健康管理服务； 2. 能完成外科止血、缝合、包扎、骨折固定、转运等处理； 3. 提供儿童常见疾病诊疗服务。	公共卫生科1，全科医疗科2、3	**资料查阅：** 1. 冠状动脉粥样硬化性心脏病、COPD、脑卒中康复期、晚期肿瘤、慢性肾功能衰竭患者的健康管理档案； **现场查看：** 2. 外科清创缝合室、换药室、相关耗材及转运设施； **资料查阅：** 3. 全科医疗服务相关的门诊日志或就诊记录。	冠状动脉粥样硬化性心脏病、COPD、脑卒中康复期、晚期肿瘤、慢性肾功能衰竭患者是否纳入慢性病健康管理服务范围？全科医疗科目前能开展的诊疗技术涉及哪些专科？
	【A】符合"B"，并 1. 定期对服务质量进行分析并持续改进； 2. 提供眼、耳鼻喉、烧伤等其他临床专科服务。	全科医疗科1、2	**资料查阅：** 1. 科内服务质量、医疗质量的定期分析资料，包括存在的问题、改进措施、改进后的成效分析。 **现场查看+资料查阅：** 2. 眼、耳鼻喉、烧伤等专科场所的布局与设置、器械与设施、医生资质与排班表、门诊日志或就诊记录。	有无服务质量、医疗质量的定期评价记录？有无改进措施？有无改进前、后相关评价指标的对比分析资料？能否提供五官科、烧伤科类临床专科服务？

能力标准	评价要点	信息采集点	材料与核查	访谈要点
	【C】 1. 有中医门诊，诊室具有中医文化氛围； 2. 有具备资质的中医师； 3. 能辨证施治内、外、妇、儿常见病、多发病。	中医科门诊	**现场查看：** 1. 是否具有中医科门诊、中医科诊室展示的中医文化氛围。 **资料查阅：** 2. 中医医师资质。 3. 门诊日志，必要时查看中医科门诊病历。	针对内、外、妇、儿常见病、多发病能否开展中医辨证施治？
2.2.1.7 中医医疗服务	【B】符合"C"，并 1. 提供合格的中药饮片，并提供代煎服务； 2. 能够规范开展 6 类以上中医药技术方法，开展 2 种以上慢性病（高血压、2 型糖尿病等）中医药养生保健服务； 3. 对重点人群和慢性病患者进行中医药健康管理。	中药房1，中医科2、3	**现场查看+资料查阅：** 1. 查看中药房(库)药品验收相关资料、中药煎药室服务记录； **资料查阅：** 2. 开展的中医药技术目录（不少于6类）及相关设备、设施；高血压及2型糖尿病等的中医药养生保健服务记录； 3. 针对重点人群和慢性病患者的中医药健康管理档案。	中药饮片入库有无验收流程？有无中药煎药室和提供代煎服务？目前能开展的中医药技术有哪些？有无开展慢性病中医养生保健服务？针对重点人群和慢性病患者有无建立中医药健康管理档案？
	【A】符合"B"，并 1. 能够积极运用中医治未病理论和方法，提供中医药养生保健服务； 2. 定期进行医疗质量分析和持续改进。	中医科	**资料查阅：** 1. 中医治未病病种及相关诊治记录； 2. 医疗质量的定期分析资料，包括存在的问题、改进措施、改进后的成效分析。	有无开展中医治未病服务？具体有哪些？有无定期召开医疗质量分析会？多久召开一次？有无医疗质量评价记录？有无改进措施？有无改进前、后相关评价指标的对比分析资料？

续表

能力标准	评价要点	信息采集点	材料与核查	访谈要点
2.2.1.8 眼、耳鼻咽喉医疗服务★	【C】 1. 能对眼、耳鼻咽喉常见病进行识别和初步诊治； 2. 对眼、耳鼻咽喉诊疗工作有记录。	眼、耳鼻咽喉门诊	资料查阅： 1. 近3年度眼、耳鼻咽喉诊治疾病病种统计表（含门诊、病房）。 2. 眼、耳鼻咽喉门诊工作日志、门诊患者病历、其他相关诊疗记录（若有病房）。	眼、耳鼻咽喉目前能识别和初步诊治的常见病有多少种？有无开设病房？
	【B】符合"C"，并能够治疗8种及以上眼、耳鼻咽喉病种。	眼、耳鼻咽喉科	资料查阅： 同C1。	
	【A】符合"B"，并定期进行眼、耳鼻咽喉医疗质量分析，并持续改进。	眼、耳鼻咽喉科、医务科	资料查阅： 眼、耳鼻咽喉科的医疗质量定期分析资料，包括存在的问题、改进措施、改进后的成效分析。	有无定期召开医疗质量分析会？多久召开一次？有无医疗质量评价记录？有无改进措施？有无改进前、后相关评价指标的对比分析资料？

能力标准	评价要点	信息采集点	材料与核查	访谈要点
	【C】 1. 能对口腔科常见疾病进行识别和初步诊治； 2. 提供口腔预防适宜技术服务。	口腔科	**资料查阅：** 1. 近3年度口腔科年度眼、耳鼻咽喉诊治疾病病种统计表（含门诊、病房）； 2. 口腔科诊疗技术操作记录。	口腔科目前能识别和初步诊治的常见病有多少种？有无开设病房？开展过哪些口腔预防适宜技术？
2.2.1.9 口腔医疗服务★	【B】符合"C"，并能提供复杂牙拔除、正畸修复等服务。	口腔科	**资料查阅：** 门诊工作日志、复杂牙拔除、正畸修复的相关诊治记录。	能开展复杂牙拔除、正畸修复吗？
	【A】符合"B"，并定期进行口腔医疗质量分析，并持续改进。	口腔科	**资料查阅：** 口腔科医疗质量定期分析资料，包括存在的问题、改进措施、改进后的成效分析。	有无定期召开医疗质量分析会？多久召开一次？有无医疗质量评价记录？有无改进措施？有无改进前、后相关评价指标的对比分析资料？

续表

能力标准	评价要点	信息采集点	材料与核查	访谈要点
	【C】 1. 从事康复治疗的医务人员接受过康复专业培训; 2. 从事康复治疗的医师对每个康复患者有明确诊断与功能评估并制订康复治疗计划; 3. 能开展红外线治疗,低频脉冲电治疗,中频脉冲电治疗,中医药治疗,超短波治疗,微波治疗,超声波治疗、牵引等服务; 4. 有针对康复病人预防二次伤害的预案。	康复科	**资料查阅:** 1. 接受过康复专业培训的相关培训证明; 2. 查看康复患者病历,内容包括但不限于诊断、康复功能评估、康复治疗计划; **现场查看:** 3. 开展红外线治疗,低频脉冲电治疗,中频脉冲电治疗,中医药治疗,超短波治疗,微波治疗,超声波治疗、牵引等服务所必需的设备与治疗登记; **资料查阅:** 4. 康复患者预防二次伤害的预案。	对每个康复患者是否有明确的诊断与功能评估并制订康复治疗计划?目前开展了哪些康复治疗技术项目?有无针对康复病人预防二次伤害的预案?预案培训过吗?演练过吗?
2.2.1.10 康复医疗服务★	【B】符合"C",并 1. 能开展关节松动训练,引导式教育训练,作业疗法等服务; 2. 康复治疗计划(含中医药服务)由康复医师(中医师)、护士、病人及家属、授权委托人等共同落实。	康复科	**现场查看:** 1. 查看关节松动训练,引导式教育训练,作业疗法等服务设施和治疗记录; **资料查阅:** 2. 康复治疗计划、康复治疗知情同意书及治疗记录。	有无开展关节松动训练、引导式教育训练、作业疗法?康复治疗计划有无征得患者及家属同意并签署知情同意书?治疗计划能否得到落实?
	【A】符合"B",并 1. 能开展认知知觉功能障碍训练、运动疗法等; 2. 对转入社区及家庭的患者提供转诊后连续的康复训练指导; 3. 科室对康复计划落实情况有自查、评价,以及改进措施。	康复科	**现场查看:** 1. 开展认知知觉功能障碍训练,运动疗法等相关设备、设施和治疗记录; **资料查阅:** 2. 出院患者康复训练指导记录; 3. 科室对康复计划落实情况的自查评价记录,包括存在的问题、改进措施、改进后的成效。	有无开展认知知觉功能障碍训练和运动疗法?对转入社区及家庭的患者能否提供康复训练指导?科室对康复计划落实情况有无自查评价记录?有无改进措施及改进前、后的相关评价指标的对比分析资料?

2.2.2 检验检查服务

能力标准	评价要点	信息采集点	材料与核查	访谈要点
2.2.2.1 检验项目	【C】开展血常规、尿常规、便常规、肝功能、肾功能、淀粉酶、血脂、血清电解质、血糖检测、ABO 红细胞定型、ABO 血型鉴定等检验项目。	检验科	**资料查阅+现场查看：**检验服务项目清单、检验结果记录及相关检测设备与试剂。	检验科开展的检测服务项目有哪些？有无室内质控和室间质评的相关资料？
	【B】符合"C"，并 1. 开展凝血功能、糖化血红蛋白、乙型肝炎血清标志物、HCV 抗体、艾滋、梅毒抗体检测（初筛）、Rh 血型鉴定等； 2. 提供 24 小时急诊检验服务。	检验科	**资料查阅+现场查看：** 1. 检验设备实际配置情况、检验记录及相关试剂。 **个案追踪：** 2. 查看标本接收登记（本），选择登记记录中不同日期的夜间时段 2~5 例急诊患者，追踪其相应的检验报告单，重点核对发报告时间，是否满足急诊检验服务时限要求；另核对报告者姓名与当日的排班表中的夜间值班人姓名是否一致。	急诊检验服务时限有无明确的制度规定？能否提供 24 小时急诊检验服务？
	【A】符合"B"，并 1. 开展心肌损伤标志物、肿瘤标志物、血气分析、微生物等检测； 2. 对临床诊疗临时需要而不能提供的特殊检验项目，可委托上级医院或第三方检测中心等单位提供服务，或多院联合开展服务，但应签署医院之间的委托服务协议，必须有室内质控与室间质评，以及结果回报时限等保证条款。	检验科	**资料查阅+现场查看：** 1. 检验设备实际配置情况、检验记录及相关试剂； **资料查阅：** 2. 特殊检验项目清单、委托上级医院或第三方签署的委托服务协议（含结果回报时限的约定、定期提供室内质控记录、室间质评报告），以及依照协议提供的相关资料。	有哪些特殊检验项目是委托上级医院或第三方检测机构代为检测的？有无签订委托服务协议？有无约定检测结果回报时限？回报时间是否符合协议约定时限？服务方是否依照协议提供室内质控记录和室间质评报告（复印件亦可）？

续表

能力标准	评价要点	信息采集点	材料与核查	访谈要点
	【C】 1. 开展胸、腹部透视，CR 摄片，心电图，B 超检查。 2. 检查设施、设备配备符合相关要求，检查项目与临床工作相适应。	医学影像科	**现场查看：** 1. 查看放射诊断相关设备、心电图机、超声检测仪以及相关报告登记； **资料查阅：** 2. 医疗机构执业许可证（批准的诊疗科目）、放射诊疗许可证、年度放射诊疗场所环评报告、计量鉴定检测报告、设备年度校验报告及临床相关检查申请单与检查报告单。	开展了哪些医学影像检查项目？检查项目能否满足临床工作需要？
2.2.2.2 检查项目	【B】符合"C"，并 1. 开展 DR 摄片、彩超检查； 2. 开展心电监测等。	医学影像科	**现场查看+资料查阅：** 1. 查看放射诊断相关设备（至少有 DR、彩超）以及相关报告登记； 2. 查看心电监测设备。	有无 DR、彩超、医用监护仪？
	【A】符合"B"，并 1. 开展消化道造影和静脉肾盂造影，DR 数字图像拼接等，有条件的提供 CT 检查。 2. 开展彩超检查，远程心电监测、动态心电监测、动态血压监测等。	医学影像科	**现场查看+资料查阅：** 1. 查看放射诊断相关设备、消化道造影和静脉肾盂造影申请单与报告单或 CT 检查登记记录与报告单； 2. 查看开展彩超，远程心电监测、动态心电监测、动态血压监测的仪器与设备、相关检查登记记录与报告单。	能否开展消化道造影和静脉肾盂造影，DR 数字图像拼接技术？有无 CT？能否开展彩超检查，远程心电监测、动态心电监测、动态血压监测等检查项目？

2.2.3 公共卫生服务

能力标准	评价要点	信息采集点	材料与核查	访谈要点
	【C】 1. 按照《国家基本公共卫生服务规范（第三版）》（以下简称规范）要求，具备开展服务的设施、设备和人员条件； 2. 为辖区内常住居民开展居民健康档案管理服务； 3. 居民电子健康档案遵循国家统一的相关数据标准与规范。	公共卫生科	**现场查看+资料查阅：** 1. 设施、设备是否能够满足居民健康信息采集和报告需求；人员资质和培训相关证明； 2. 辖区内常住居民的健康档案资料； 3. 查看居民电子健康档案信息、包括系统数据的真实性、准确性和连续性。	医院配置设备是否能够满足居民一般的健康体检需求？建档、体检人员是否具备相应资质和能力？是否熟悉居民健康档案建立和管理流程？如何运行和维护居民电子健康档案信息系统？数据安全和隐私如何保护？
2.2.3.1 居民健康档案管理	【B】符合"C"，并 1. 辖区常住居民电子健康档案建档率达到75%以上，健康档案使用率达到70%以上； 2. 电子健康档案数据与医疗信息互联互通。	公共卫生科	**现场查看+资料查阅：** 1. 核查辖区内常住居民数与建立电子健康档案人数，计算居民电子健康档案建档率是否达标；核查档案总份数与档案中有动态记录的档案份数，计算健康档案使用率是否达标； 2. 查看电子健康档案信息系统是否与新农合、城镇基本医疗保险等医疗保障系统相衔接，实现信息共享。	辖区内常住居民数是多少？居民电子健康档案的记录是否是动态的、连续性的？电子健康档案信息系统如何与医疗信息互联互通？
	【A】符合"B"，并 1. 辖区常住居民电子健康档案建档率达到90%以上，使用率达到90%以上； 2. 电子健康档案向居民开放。	公共卫生科	**现场查看+资料查阅：** 1. 数据核查方法如B1； 2. 电子健康档案向居民开放的形式（包括PC端、手机App、短信等）。	如何在保护个人隐私的前提下开放电子健康档案查阅功能？

续表

能力标准	评价要点	信息采集点	材料与核查	访谈要点
	【C】 1. 按照规范要求，具备开展服务的设施、设备和人员条件； 2. 利用多种形式开展辖区健康教育服务； 3. 健康教育服务内容符合规范要求。	公共卫生科	现场查看： 1. 健康教育场地、宣传栏、健教处方展示架、音像资料播放设备等以及人员配置、培训情况； 资料查阅： 2. 辖区健康教育服务开展情况（健康教育宣传资料、宣传栏、公众健康咨询、健康知识讲座、个体化健康教育）； 3. 健康教育活动记录表。	每年是否制订健康教育工作计划？开展哪些健康教育活动？多长时间开展一次？健康教育内容是否围绕着辖区主要健康问题和健康需求？
2.2.3.2 健康教育	【B】符合"C"，并 1. 健康教育形式和频次达到规范要求； 2. 利用互联网、手机终端等新媒体、新形式开展健康教育。	公共卫生科	资料查阅： 1. 年度健康教育工作计划和实施记录； 现场查看： 2. 新媒体健康教育宣传开展情况。	开展了何种形式的健康教育活动，频次如何？是否创新健康教育形式？居民接受度和宣教效果如何？
	【A】符合"B"，并 1. 开展辖区居民健康素养知识知晓率的调查评估； 2. 辖区居民健康素养水平达到20%以上。	公共卫生科	资料查阅： 1. 辖区居民健康素养知识调查问卷及结果分析； 2. 根据调查评估具备基本健康素养的居民占所有居民的比例是否达到20%及以上。	是否开展了居民健康素养知识知晓率调查？采取了哪些调查形式？统计分析是否真实、可靠？

能力标准	评价要点	信息采集点	材料与核查	访谈要点
2.2.3.3 预防接种	【C】 1. 按照规范要求，具备开展服务的设施、设备和人员条件； 2. 为辖区内0~6岁儿童和其他重点人群开展预防接种服务； 3. 预防接种门诊服务流程与冷链管理符合规范要求。	公共卫生科	现场查看+资料查阅： 1. 预防接种门诊人员相应资质，具备《疫苗储存和运输管理规范》规定的冷藏设施、设备和满足安全注射的设施、耗材，软件配置满足预防接种信息录入、上报和打印等； 2. 辖区内0~6岁儿童和其他重点人群摸底情况、预防接种工作开展情况（计划、记录、数据统计分析等）； 3. 服务流程公示、疫苗存放符合管理要求、服务布局方便受种对象、冷链设备维护和温度监测及相关记录等。	预防接种人员是否知晓预防接种管理要求和服务流程？实施预防接种各环节核查、告知和安全注射操作的要点是什么？如何保证适龄儿童及时接种？常见疑似预防接种不良反应的处理方法是什么？冷链设备的管理和温度监测如何进行？有无冷链设备失效的预案和演练？
	【B】符合"C"，并 1. 预防接种证（卡）建证（卡）率达到100%； 2. 辖区适龄儿童国家免疫规划疫苗接种率达到90%以上。	公共卫生科	资料查阅： 1. 核查年度辖区内已建立预防接种证人数和年度辖区内应建立预防接种证人数； 2. 从"儿童免疫规划信息系统"核查国家免疫规划疫苗接种率数据。	预防接种证（卡）建证（卡）流程？异地出生儿童建证（卡）流程？疫苗接种率是如何统计的？
	【A】符合"B"，并 1. 辖区适龄儿童国家免疫规划疫苗接种率达到95%以上； 2. 连续三年及以上未出现预防接种引起的医疗安全事件。	公共卫生科	资料查阅： 1. 同B2； 个案追踪： 2. 选择医务科投诉纠纷相关登记或不良事件上报报表，核查有无预防接种引起的医疗安全事件。	如何开展辖区适龄儿童疫苗接种查漏补种工作？预防接种的医疗安全风险如何防范？

续表

能力标准	评价要点	信息采集点	材料与核查	访谈要点
	【C】 1. 按照规范要求，具备开展服务的设施设备和人员条件； 2. 对辖区内常住的0~6岁儿童规范开展健康管理服务； 3. 定期随访结果及时向儿童家长反馈。	公共卫生科	**现场查看：** 1. 设备配置与场所；工作人员执业资格证书和儿童保健专业技术培训证书等； **资料查阅：** 2. 辖区内常住的0~6岁适龄儿童信息，儿童健康管理工作计划、服务流程、儿童健康管理档案等； 3. 随访结果反馈记录或告知记录。	儿童健康服务的主要内容是什么？适龄儿童信息如何收集和及时更新？定期随访采取何种形式？有无记录？
2.2.3.4 儿童健康管理	【B】符合"C"，并 1. 新生儿访视率达到90%以上； 2. 对发现健康问题的儿童进行指导，必要时及时转诊并追踪随访转诊结果。	公共卫生科	**资料查阅：** 1. 核查年度辖区内按照规范要求接受1次及以上访视的新生儿人数占年度辖区内活产数比例。抽查"新生儿家庭访视记录表"。 2. 转诊流程、儿童健康问题处理登记册(本)、0~6岁儿童健康检查记录表、"健康管理信息系统"等。	新生儿访视工作的服务流程和访视内容分别是什么？哪些健康问题需要转诊？
	【A】符合"B"，并0~6岁儿童健康管理率达到90%以上。	公共卫生科	**资料查阅：** 核查年度辖区内接受1次及以上随访的0~6岁儿童数占年度辖区内0~6岁儿童数比例，抽查0~6岁儿童健康检查记录表。	

能力标准	评价要点	信息采集点	材料与核查	访谈要点
	【C】 1. 按照规范要求,具备开展服务的设施设备和人员条件; 2. 对辖区内常住的孕产妇规范开展健康管理服务; 3. 定期随访结果及时向孕产妇反馈。	公共卫生科	**现场查看+资料查阅:** 1. 查看基本设备配置能否满足孕产妇健康管理需求;工作人员执业资格证书和孕产妇保健专业技术培训证书等; 2. 辖区内孕产妇人口信息、孕产妇健康管理工作计划、服务流程、产前检查和随访服务记录表、产后访视记录表和产后42天健康检查记录表等; 3. 定期随访结果反馈记录。	孕产妇健康管理的服务内容有哪些?如何收集和及时更新辖区内常住孕产妇信息?本辖区孕产妇常见健康问题有哪些?是否运用中医药方法进行干预?定期随访采取何种形式?有无记录?
2.2.3.5 孕产妇健康管理	【B】符合"C",并 1. 早孕建册率、产后访视率分别达到90%以上; 2. 对发现有异常的孕产妇及时转诊并追踪随访转诊结果。	公共卫生科	**资料查阅:** 1. 核查辖区内孕13周之前建册并进行第一次产前检查的产妇人数占该地该时间段内活产数比例。核查辖区内产妇出院后28天内接受过产后访视的产妇人数占该地该时间内活产数比例; 2. 孕产妇健康问题处理登记册(本)、产前检查和随访服务记录表、产后访视记录表和产后42天健康检查记录表等。	如何提高早孕建册率和产后访视率?哪些健康问题需要转诊?如何进行追踪随访?
	【A】符合"B",并 1. 孕产妇系统管理率达到90%以上; 2. 对发现异常的孕产妇进行指导和处理。	公共卫生科	**资料查阅:** 1. 核查孕产妇系统管理率。抽查各阶段健康管理记录表; 2. 同B2,重点关注健康问题指导和处理的规范性、正确性。	什么是孕产妇系统管理率?如何达到工作目标?针对有健康问题的孕产妇具体开展了哪些指导和处理工作?

续表

能力标准	评价要点	信息采集点	材料与核查	访谈要点
	【C】 1. 按照规范要求，具备开展服务的设施、设备和人员条件； 2. 对辖区内常住的65岁及以上老年人规范开展健康管理服务； 3. 健康体检结果及时向居民本人反馈。	公共卫生科	资料查阅： 1. 查看设备配置能否满足老年人健康管理需求；工作人员执业资格证书和培训证书等； 2. 辖区内老年人人口信息、老年人健康管理工作计划、服务流程、居民健康管理体检表、老年人生活自理能力评估表等； 3. 健康体检结果反馈记录。	老年人健康管理的服务内容是什么？如何收集和及时更新辖区内常住老年人信息？本辖区老年人常见的健康问题有哪些？是否运用中医药方法进行干预？
2.2.3.6 老年人健康管理	【B】符合"C"，并 1. 老年人健康管理率达到67%以上； 2. 对患病老年人及时治疗或转诊，对发现有异常的老年人及时转诊并随访转诊结果。	公共卫生科	资料查阅： 1. 核查年内接受健康管理人数占年内辖区内65岁及以上常住居民数比例； 2. 患病老年人治疗或转诊记录。	如何保证老年人健康管理率达到工作要求？如何进行健康风险评估？患病老年人的转诊流程是什么？
	【A】符合"B"，并老年人健康管理率达到70%以上。	公共卫生科	资料查阅： 同B1。	

能力标准	评价要点	信息采集点	材料与核查	访谈要点
	【C】 1. 按照规范要求，具备开展服务的设施、设备和人员条件； 2. 对辖区内常住的原发性高血压患者规范开展健康管理服务； 3. 定期随访结果及时向患者反馈。	公共卫生科	**现场查看+资料查阅：** 1. 查看血压计、体重计、身高测量等设备配置；负责高血压患者健康管理的医生应具备执业资质并经过培训； 2. 辖区内高血压患者基本信息，高血压患者健康管理的工作计划、服务流程、随访记录等； 3. 随访结果反馈记录。	高血压健康管理的服务内容是什么？如何收集和及时更新辖区内常住原发性高血压患者信息？本辖区高血压患者的健康风险有哪些？
2.2.3.7 高血压患者健康管理	【B】符合"C"，并 1. 高血压患者管理率达到40%以上，规范管理率达到70%以上； 2. 高血压患者健康管理由临床医师负责。	公共卫生科	**资料查阅：** 1. 核查按照规范要求进行高血压患者健康管理的人数占年内已管理的高血压患者人数的比例； 2. 高血压患者健康管理人员执业资质和范围。	面对面随访的内容有哪些？常见高血压药物的用药原则和方法有哪些？高血压患者的分类干预内容是什么？
	【A】符合"B"，并 1. 规范管理的高血压患者血压控制率达到60%以上； 2. 与上级医疗机构建立转会诊制度。	公共卫生科	**资料查阅：** 1. 核查年内最近一次随访血压达标人数占年内已管理的高血压患者人数的比例； 2. 转诊记录、会诊记录和高血压患者随访服务记录表。	哪些情形需要转上级医疗机构？请描述会诊和转诊的具体流程。

能力标准	评价要点	信息采集点	材料与核查	访谈要点
	【C】 1. 按照规范要求，具备开展服务的设施、设备和人员条件； 2. 对辖区内常住的2型糖尿病患者规范开展健康管理服务； 3. 定期随访结果及时向患者反馈。	公共卫生科	现场查看+资料查阅： 1. 查看血糖检测设备，负责健康管理的医生应具备执业资质及培训证； 2. 辖区内2型糖尿病患者基本信息，健康管理的工作计划、服务流程、随访记录等； 3. 随访结果反馈记录。	2型糖尿病患者健康管理的服务内容是什么？如何收集和及时更新辖区内常住2型糖尿病患者信息？本辖区2型糖尿病患者的健康风险有哪些？如何开展主动随访工作？
2.2.3.8 2型糖尿病患者健康管理	【B】符合"C"，并 1. 糖尿病患者管理率达到35%以上，规范管理率达到70%以上； 2. 糖尿病患者健康管理由临床医师负责。	公共卫生科	资料查阅： 1. 核查糖尿病患者管理率和规范管理率数据达标情况； 2. 糖尿病患者健康管理人员执业资质和范围。	如何评估糖尿病患者是否存在危急情况？糖尿病患者的分类干预内容有哪些？
	【A】符合"B"，并 1. 糖尿病患者血糖控制率达到60%以上； 2. 与上级医疗机构建立转会诊制度。	公共卫生科	资料查阅： 1. 核查糖尿病患者血糖控制率是否达标； 2. 转会诊制度和2型糖尿病患者随访服务记录表。	哪些情形需要转上级医疗机构？请描述会诊和转诊的具体流程。如何开展主动随访工作？

能力标准	评价要点	信息采集点	材料与核查	访谈要点
2.2.3.9 严重精神障碍患者管理	【C】 1. 按照规范要求，具备开展服务的设施、设备和人员条件； 2. 对辖区内常住的6种严重精神障碍患者规范开展管理服务； 3. 定期随访结果及时向患者或家属反馈。	公共卫生科	现场查看+资料查阅： 1. 查看是否有为严重精神障碍患者进行评估和健康体检的设施、设备，专(兼)职人员接受严重精神障碍管理培训的证明； 2. 辖区内常住的6种严重精神障碍患者基本信息，管理工作计划和工作资料； 3. 定期随访结果反馈记录。	严重精神障碍患者健康管理的服务内容是什么？如何收集和及时更新辖区内常住严重精神障碍患者的信息？如何进行严重精神障碍患者的危险性评估？分类干预内容有哪些？如何对家属进行宣教和心理支持？
	【B】符合"C"，并 1. 在"应管尽管"基础上，严重精神障碍患者规范管理率达到75%以上； 2. 严重精神障碍患者健康管理由临床医师负责； 3. 与上级医疗卫生机构建立培训指导、转会诊制度。	公共卫生科	资料查阅： 1. 核查严重精神障碍患者规范管理率是否达标； 2. 严重精神障碍患者健康管理人员执业资质和范围； 3. 转会诊制度和严重精神障碍患者随访服务记录表。	如何保证"应管尽管"工作开展和规范管理率达标？哪些情形需要转会诊？转会诊的具体流程是什么？如何开展主动随访工作？
	【A】符合"B"，并 1. 在管患者服药率达到80%以上，其中规律服药率达到45%以上； 2. 患者病情稳定率达到80%以上。	公共卫生科	资料查阅： 1. 核查在管患者服药率和规律服药率是否达标； 2. 核查患者病情稳定率否达标。	严重精神障碍患者用药原则和药物剂量调整的原则分别是什么？如何统计服药率指标？如何判定病情稳定？

能力标准	评价要点	信息采集点	材料与核查	访谈要点
2.2.3.10 肺结核患者健康管理	【C】 1. 按照规范要求，具备开展服务的设施、设备和人员条件； 2. 发现肺结核可疑症状者及时转诊到结核病定点医疗机构，对辖区内常住的肺结核患者规范开展健康管理服务； 3. 定期随访结果及时向患者或家属反馈。	公共卫生科	资料查阅： 1. 查看从事肺结核患者健康管理的医务人员个人防护的设施及设备配置情况；肺结核患者健康管理医务人员接受上级专业机构培训的证明； 2. 肺结核可疑症状者转诊流程和随访记录；辖区内肺结核患者基本信息、管理工作计划和工作记录； 3. 定期随访结果反馈记录。	肺结核患者健康管理服务的内容主要有哪些？如何筛查肺结核患者？如何指导家庭成员督导服药？如何进行分类干预？如何获悉迁出患者信息？
	【B】符合"C"，并 1. 肺结核患者管理率达到90%以上； 2. 肺结核病患者健康管理由临床医师负责。	公共卫生科	资料查阅： 1. 核查建档资料，计算肺结核患者管理率是否达标； 2. 肺结核病患者健康管理人员执业资质和范围。	如何统计核算肺结核患者管理率？
	【A】符合"B"，并 1. 肺结核患者规则服药率达到90%以上； 2. 与上级医疗机构建立转会诊制度。	公共卫生科	资料查阅： 1. 核查登记记录，计算肺结核患者规则服药率； 2. 转会诊制度和肺结核患者随访服务记录表。	如何确保肺结核患者规则服药率达标？针对转诊、会诊，有无与上级医疗机构签订协议？

能力标准	评价要点	信息采集点	材料与核查	访谈要点
2.2.3.11 中医药健康管理	【C】 1. 按照规范要求,具备开展服务的设施、设备和人员条件; 2. 对辖区内常住 65 岁及以上老年人与 0~36 个月儿童规范开展健康管理服务; 3. 中医药健康管理与老年人、儿童健康管理服务相结合,提供一站式便民服务。	公共卫生科	资料查阅+现场查看: 1. 查看是否具备开展老年人和 0~36 个月儿童中医药健康管理的设施、设备条件,工作人员资质和培训证明; 2. 辖区内常住 65 岁及以上老年人与 0~36 个月儿童中医药健康管理工作计划和服务流程,老年人和儿童中医药健康管理服务记录表; 3. 一站式便民服务流程开展情况。	中医药健康管理服务的内容是什么?如何保证体质辨识结果的准确性?如何向适龄儿童家长传授基本中医技术?
	【B】符合"C",并 1. 65 岁及以上老年人、0~36 个月儿童中医药健康管理率分别达到 50% 以上; 2. 相关服务由中医师及其团队开展。	公共卫生科	资料查阅: 1. 核查建档资料,计算 65 岁及以上老年人、0~36 个月儿童中医药健康管理率; 2. 工作人员执业资质和团队人员分工。	相关服务团队的人员组成与分工如何?
	【A】符合"B",并 65 岁及以上老年人、0~36 个月儿童中医药健康管理率分别达到 65% 以上。	公共卫生科	资料查阅: 核查建档资料,计算 65 岁及以上老年人、0~36 个月儿童中医药健康管理率。	如何提高中医药健康管理率?

能力标准	评价要点	信息采集点	材料与核查	访谈要点
2.2.3.12 传染病及突发公共卫生事件报告和处理	【C】 1. 按照规范要求，具备开展服务的设施、设备和人员条件； 2. 按照有关法律法规要求，开展传染病及突发公共卫生事件报告和处理工作； 3. 建立健全传染病和突发公共卫生事件报告管理制度，制定突发公共卫生事件应急预案。	公共卫生科	资料查阅+现场查看： 1. 查看是否满足传染病及突发公共卫生报告的硬软件设备；疫情报告人员资质和培训证明； 2. 传染病及突发公共卫生事件报告流程和上报表单； 3. 传染病和突发公共卫生事件报告管理制度和应急预案。	法定传染病及突发公共卫生事件的报告和管理要求有哪些？有无制定突发公共卫生事件应急预案？应急预案是否演练？预案涉及的相关部门和人员是否知晓各自的分工和职责？
	【B】符合"C"，并 1. 传染病疫情报告率、传染病疫情报告及时率达到95%以上； 2. 突发公共卫生事件相关信息报告率达到95%以上。	公共卫生科	资料查阅： 1. 核查传染病疫情报告率、传染病疫情报告及时率； 2. 核查突发公共卫生事件相关信息报告率。	传染病报告卡的上报流程是什么？如何开展流行病学调查和疫点疫区处理工作？有无定期开展漏报率调查？
	【A】符合"B"，并 1. 传染病疫情报告率、传染病疫情报告及时率达到100%； 2. 突发公共卫生事件相关信息报告率达到100%。	公共卫生科	资料查阅： 同B。	

能力标准	评价要点	信息采集点	材料与核查	访谈要点
	【C】 1. 按照规范要求，具备开展服务的设施、设备和人员条件； 2. 规范开展辖区内卫生计生监督协管服务。	公共卫生科	资料查阅+现场查看： 1. 查看配备必要的设备和人员，开展食源性疾病及相关信息报告、饮用水卫生安全巡查、学校卫生服务、非法行医和非法采供血信息报告和计划生育相关信息报告等协助工作； 2. 辖区内卫生计生监督协管服务工作计划和工作记录。	卫生计生监督协管服务内容有哪些？学校卫生监督协管内容具体包括哪些？
2.2.3.13 卫生计生 监督协管	【B】符合"C"，并 1. 实行卫生计生监督协管信息零报告制度； 2. 卫生计生监督协管信息报告率达到95%以上。	公共卫生科	资料查阅： 1. 协管信息报表； 2. 核查卫生计生监督协管信息报告率及数据的真实性。	卫生计生监督协管信息零报告制度的具体要求是什么？协管信息报告内容有哪些？
	【A】符合"B"，并辖区内连续三年以上无食源性疾病、饮用水卫生安全、学校卫生、非法行医和非法采供血等不良事件。	公共卫生科	资料核查： 追溯近三年卫生计生监督行政部门下发的相关不良事件通报。	近三年辖区内有无发生食源性疾病、饮用水卫生安全、学校卫生、非法行医和非法采供血等不良事件？

续表

能力标准	评价要点	信息采集点	材料与核查	访谈要点
	【C】 1. 按照当地卫生计生行政部门要求，开展或协助开展重大公共卫生项目服务； 2. 具备开展相关重大公共卫生项目的设施设备和人员条件； 3. 建立和相关部门的协调工作机制。	公共卫生科	资料查阅+现场查看： 1. 开展或协助开展的重大公共卫生项目服务计划书或文件； 2. 根据项目要求配备的设施、设备及专(兼)职人员名单； 3. 与相关部门的合作和配合开展项目的实施记录或调查记录资料。	开展或协助开展的重大公共卫生项目的名称什么？项目起止时间是什么？医院有多少人参与？与什么部门长期合作或配合？
2.2.3.14 重大公共卫生项目	【B】符合"C"，并 1. 服务人员熟悉掌握重大公共卫生项目实施要求与工作流程； 2. 重大公共卫生项目的进度、质量和效果，完成任务目标。	公共卫生科	资料查阅： 1. 重大公共卫生项目的实施目标和流程； 2. 对照项目计划进度查看项目完成进度、质量和效果等。	项目实施的目标是什么？目前项目的完成进度如何？质量和效果如何？
	【A】符合"B"，并辖区内重大公共卫生项目针对的健康危险因素、健康问题得到明显改善。	公共卫生科	资料查阅： 查看项目结项报告、项目结项后有关评委的评估报告。	有无项目结项报告及有关评委的评估报告？

2.2.4 计划生育技术服务

能力标准	评价要点	信息采集点	材料与核查	访谈要点
2.2.4.1 计划生育技术服务	【C】 1. 有计划生育技术服务诊疗常规和操作规程,有与计划生育技术服务相关的信息登记、统计和上报制度; 2. 提供基本的宣教资料,并开展多种形式的避孕节育知识健康教育、咨询和就诊指导活动; 3. 有专(兼)人负责统计并定期向主管部门报告,相关人员知晓本岗位的履职要求。	计划生育科	**资料查阅:** 1. 查阅计划生育技术服务诊疗常规和操作规程、信息登记、统计报表及上报制度; **现场查看:** 2. 宣教资料、健康教育形式和就诊指导工作开展情况; 3. 科内工作人员分工和岗位职责。	开展的计划生育技术服务内容有哪些? 相关信息上报的要求是什么? 工作人员的岗位职责是什么?
	【B】符合"C",并 1. 能够开展计划生育手术,提供咨询和随访服务; 2. 能够对手术并发症进行处理。	计划生育科	**现场查看+资料查阅:** 1. 计划生育手术开展条件(场所、设施、设备、人员资质等)和开展情况(含随访记录); 2. 手术并发症的预防和处理流程,人员培训和考核证明等。	计划生育手术并发症包括哪些? 如何处理?
	【A】符合"B",并 1. 连续3年以上无计划生育手术并发症事件; 2. 相关职能部门履行监管职责,并开展定期检查,持续改进有成效。	计划生育科1、医务科2	**资料查阅:** 1. 手术并发症登记本及不良事件上报表; 2. 医务科对执行计划生育技术服务诊疗常规和操作规程情况的定期督导检查记录,包括存在的问题、改进措施、改进后的成效评价。	针对执行计划生育技术服务诊疗常规和操作规程情况有无定期检查记录? 是否包括存在的问题、改进措施、整改后的成效?

2.3　服务效果

能力标准	评价要点	信息采集点	材料与核查	访谈要点
	【C】 1. 每年至少开展1次服务效率总结分析，并有记录； 2. 对提升诊疗效率有针对性措施。	医务科	**资料查阅：** 1. 服务效率（即业务运行情况）总结分析资料； 2. 提升诊疗效率的具体措施。	医院有无对服务效率进行总结分析？有无提升诊疗效率的措施？
2.3.1 服务效率	【B】符合"C"，并 1. 医师日均担负诊疗人次不低于10人次； 2. 辖区居民年平均就诊人次数不低于1人次； 3. 病床使用率不低于60%。	医务科	**资料查阅：** 1. 医院月业务运行统计表； 2. 医院年度业务运行情况统计表（包括门诊诊疗人次、住院人次）； 3. 医院各科室月病床使用率一览表。	医师日均担负诊疗人次数量是多少？有无医院年度业务运行情况统计表？病床使用率是多少？
	【A】符合"B"，并 1. 医师日均担负诊疗人次不低于12人次； 2. 辖区居民年平均就诊人次数不低于2人次； 3. 病床使用率不低于85%。	医务科	**资料查阅：** 1. 医院月业务运行统计表； 2. 医院年度业务运行情况统计表（包括门诊诊疗人次、住院人次）； 3. 医院各科室月病床使用率一览表。	同B。

能力标准	评价要点	信息采集点	材料与核查	访谈要点
	【C】 1. 定期开展居民满意度调查，包括对机构环境、服务质量、服务态度、服务项目、服务时间等的满意度； 2. 定期开展职工满意度调查，包括工作环境、绩效分配方案、工作量等。	公共卫生科1，人事科2	资料查阅： 1. 定期开展的居民满意度调查资料（包括对机构环境、服务质量、服务态度、服务项目、服务时间等调查与统计）； 2. 定期开展职工满意度调查资料（包括工作环境、绩效分配方案、工作量等调查与统计）。	有无定期开展居民满意度调查？有无定期开展职工满意度调查？
2.3.2 满意度	【B】符合"C"，并 1. 有提高职工和居民满意度的具体措施； 2. 职工满意度不低于80%； 3. 居民满意度不低于80%。	公共卫生科1、3，人事科2	资料查阅： 1. 提高职工和居民满意度的具体方案与措施、医院下达的整改措施、有关部门反馈的改进情况清单； 2. 职工满意度调查统计资料（连续6个月的）； 3. 居民满意度调查统计资料（连续6个月的）。	有无提高职工和居民满意度的具体方案与措施？近半年调查资料显示的职工满意度的中位数是多少？居民满意度的中位数是多少？
	【A】符合"B"，并 1. 职工满意度不低于90%； 2. 居民满意度不低于90%。	人事科1、公共卫生科2	资料查阅： 1. 查看职工满意度调查统计资料（连续6个月的）； 2. 查看居民满意度调查统计资料（连续6个月的）。	有无第三方机构对院方开展的职工满意度、居民满意度调查资料？（若有，则更有证明力）

第三章　业　务　管　理

3.1　执业与诊疗规范管理

能力标准	评价要点	信息采集点	材料与核查	访谈要点
3.1.1 执业管理	【C】 1. 执行医疗技术准入及监督管理相关制度； 2. 执行卫生技术人员执业资格审核与执业准入相关规定。	医务科	资料查阅： 1. 查看医疗机构执业许可证并与实际开设诊疗科目核对，医院开展的医疗技术目录； 2. 医院卫技人员执业资格审核与执业准入管理规定；核查执业资格审核的相关留存资料与执业准入监管资料。	医院有无开展的医疗技术目录？有无新业务、新技术准入管理规定？有无执业准入管理规定？有无全院卫技人员执业监管资料？
	【B】符合"C"，并 1. 在机构醒目位置公布诊疗科目、诊疗时间和收费标准，接受社会与公众监督； 2. 职能科室对全院卫生技术人员执业监管有记录。	医务科 1、2，财务科 1	资料查阅： 1. 查看公示的医疗机构执业许可证、作息时间、收费项目与标准； 2. 全院卫生技术人员执业情况与科室分布一览表。	医院的收费项目与标准是否公示？
	【A】符合"B"，并对科室诊疗活动进行全程管理，发现问题，及时整改。	医务科	资料查阅： 职能科室对诊疗活动（医疗技术开展情况）的督导检查记录，包括存在的问题、改进措施、改进后的成效评价资料。	有无对科室诊疗活动（医疗技术开展情况）的督导检查记录？是否包括存在的问题、改进措施、整改后的情况？

能力标准	评价要点	信息采集点	材料与核查	访谈要点
	【C】 1. 卫生院及其医务人员应当遵循临床诊疗指南、临床技术操作规范、行业标准和临床路径等有关要求开展诊疗工作； 2. 定期对相关人员进行培训、考核，知识更新及时。	临床、医技科室 1、2，医务科 2	**资料查阅：** 1. 临床诊疗指南、临床技术操作规范、行业标准、开展临床路径工作方案； 2. 医务人员进行定期培训、考核记录。	有无结合行业标准和实际制定诊疗指南、技术操作规范、临床路径？制定和实施的临床路径病种有哪些？有无针对诊疗指南、临床技术操作规范、临床路径开展培训及考核？
3.1.2 规范诊疗	【B】符合"C"，并 1. 设立专门职能科室，有专（兼）职人员负责管理和考核； 2. 根据医学发展和本院实际，及时补充完善诊疗规范。	医务科 1，临床医技科室 2	**现场查看+资料查阅：** 1. 专职部门、专（兼）职人员与管理和考核资料； 2. 及时补充与更新的诊疗规范。	能否根据医学发展和本院实际，及时补充完善诊疗规范？有无版本更新体现？
	【A】符合"B"，并相关职能部门履行监管职责，定期评价、分析和反馈，持续改进。	医务科	**资料查阅：** 医务科对医务人员遵循临床诊疗指南、临床技术操作规范、行业标准和临床路径的情况进行定期检查和评价分析的资料，包括存在的问题、改进措施、改进后的评价记录。	针对医务人员是否遵循临床诊疗指南、技术操作规范及临床路径的实施情况有无定期检查和评价分析记录？是否包括存在的问题、改进措施、整改后的成效？

3.2 医疗质量安全管理

3.2.1 医疗质量管理体系和制度建设

能力标准	评价要点	信息采集点	材料与核查	访谈要点
3.2.1.1 医疗质量管理体系	【C】 1. 成立医疗质量管理组织，有卫生院医疗质量管理组织架构图，院长是第一责任人； 2. 有科室医疗质量与安全管理小组，科主任为第一责任人； 3. 有科室医疗质量与安全管理制度、工作计划和工作记录。	医务科1，临床、医技科室2、3	资料查阅： 1. 院科两级医疗质量管理组织架构图； 2. 科室医疗质量与安全管理小组成员名单与职责分工； 3. 科室医疗质量与安全管理制度、工作计划、工作记录。	有无院科两级医疗质量控制管理组织？科室层面有无医疗质量与安全管理制度及相应的工作计划和工作记录？
	【B】符合"C"，并 1. 对科室医疗质量与安全指标进行资料收集和分析； 2. 对科室医疗质量与安全进行定期检查，提出改进措施并落实。	临床、医技科室1，医务科2	资料查阅： 1. 科室质量与安全管理工作记录本(包括医院对科室下达的质量与安全指标，科室月监测记录、指标分析、改进措施)； 2. 职能部门对临床医技科室医疗质量、医疗安全进行定期检查的记录，针对存在的问题提出的整改措施；受检部门整改后反馈的改进情况清单。	科室的医疗质量与安全指标有哪些？是否定期监测和分析？有无提出改进措施？改进措施有无落实？
	【A】符合"B"，并职能部门对医疗质量管理工作进行定期考核，持续改进医疗质量管理水平，有证据表明成效显著。	医务科	资料查阅： 1. 职能部门对临床医技科室医疗质量、医疗安全的定期考核记录； 2. 全院宏观医疗质量与医疗安全指标的月监测值与动态趋势图(包括月分析评价、整改或干预措施)。	有无对临床、医技科室的医疗质量与医疗安全管理工作的定期考核记录？针对全院宏观医疗质量与医疗安全指标有无月监测记录？有无分析评价？有无提出改进措施？有无体现改进成效的案例？

能力标准	评价要点	信息采集点	材料与核查	访谈要点
	【C】 1. 有完善的医疗质量管理规章制度，并有明确的核心制度； 2. 有持续改进医疗质量实施方案及配套制度、考核标准和质量指标； 3. 有医疗质量管理的考核体系和管理流程； 4. 有医院及科室的相关培训制度，医务人员掌握并遵循本岗位相关制度。	医务科 1、2、3，临床、医技科室 4	资料查阅： 1. 医疗质量管理规章制度（含核心制度）； 2. 医疗质量持续改进实施方案、配套制度、考核标准和质量评价指标； 3. 医疗质量管理的考核体系和管理流程； 4. 医院培训制度及院、科两级培训记录。	有无医疗质量持续改进实施方案及有关的核心制度、配套制度、考核标准和质量评价指标？上述内容院、科两级是否已组织培训？有无培训记录？
3.2.1.2 医疗质量管理制度	【B】符合"C"并 1. 落实各项医疗质量管理制度，覆盖本院医疗全过程； 2. 医疗质量考核有记录，可查询； 3. 利用多种形式对医疗质量控制的结果及成效进行反馈通报。	临床、医技科室 1、2、3，医务科 2、3	资料查阅： 1. 查阅病历和有关各项制度对应的记录本，核实制度落实情况（如：交接班制度对应的医师交接班登记本），重点查看医疗核心制度的落实情况； 2. 医疗质量月考核记录； 3. 医务科医疗质量与安全情况定期通报资料(临床、医技科室月质控分析会记录)。	针对医疗质量有无落实月考核？有无月考核记录？针对医疗质量与安全情况医务科有无定期通报反馈？临床医技科室有无召开月质控分析会？
	【A】符合"B"，并 1. 定期修订和及时更新制度； 2. 对方案执行、制度落实等有监督、检查分析、总结、反馈及改进措施，医疗质量持续改进效果明显。	医务科	资料查阅： 1. 定期修订与更新的制度（版本体现）； 2. 对医疗质量实施方案、各项制度（核心制度、配套制度）落实情况的督导检查记录、分析评价与总结，包括针对存在的问题提出的整改措施；受检部门整改后反馈的改进情况清单；体现医院医疗质量持续改进的具体案例。	针对不适宜的制度，有无定期修订和更新？对医疗质量实施方案、各项制度（核心制度、配套制度）落实情况有无定期开展督导检查？有无定期分析评价？有无改进措施？有无体现改进成效的案例？

3.2.2 医疗质量管理制度落实

能力标准	评价要点	信息采集点	材料与核查	访谈要点
	【C】 1. 有各专业、各岗位的"三基"培训及考核制度； 2. 有针对不同专业卫生技术人员的"三基"培训内容、要求、重点和培训计划； 3. 有与培训相适宜的培训设施、设备及经费保障。	医务科	**资料查阅：** 1. 医院"三基"培训与考核制度； 2. 医院"三基"培训计划（含内容、要求、重点）； **现场查看：** 3. 培训所需的设施、设备及经费落实情况。	医院有无"三基"培训计划？有无落实培训所需的设施、设备及经费保障？
3.2.2.1 "三基"培训与考核	【B】符合"C"，并 1. 落实培训及考核计划，在岗人员参加"三基"培训的覆盖率 ≥ 90%； 2. 有指定部门或专职人员负责实施。	临床医技科室1，医务科1、2	**资料查阅：** 1. "三基"培训记录及考核资料（理论、操作成绩统分表及相关试卷）。 **现场查看：** 2. 专职部门、专职人员负责培训、考核及日常管理。	年度内落实了多少场次培训？多少人次考核？培训覆盖率是多少？有无专职部门、专职人员负责培训、考核工作？
	【A】符合"B"，并在岗人员参加"三基"考核合格率 ≥ 90%。	医务科	**资料查阅：** 在岗人员年度"三基"考核（理论、操作）成绩统分表及考核合格率小结分析。	经统计和分析，在岗人员年度"三基"考核的合格率是多少？

能力标准	评价要点	信息采集点	材料与核查	访谈要点
	【C】 1. 住院诊疗活动的医疗质量管理在科主任领导下完成，实行分级管理； 2. 对卫生技术人员有明确的岗位职责与技能要求。	临床科室1，医务科2	资料查阅： 1. 科内人员职称、资质资料及各诊疗小组的划分； 2. 岗位职责说明书与岗位技能要求描述。	住院诊疗活动是否遵循三级医师负责制？访谈不同职称的医师，并要求其描述岗位职责与技能要求。
3.2.2.2 住院诊疗质量管理	【B】符合"C"，并 1. 根据床位、工作量、医师的资质层次分成诊疗小组； 2. 有院、科两级的质量监督管理，对存在的问题及时反馈。	临床科室1，医务科1、2	资料查阅： 1. 科室诊疗小组的划分与职称结构名单，各小组工作量统计； 2. 院、科两级质量监管资料，包括分析评价，针对存在的问题提出的整改措施；整改后反馈的改进情况清单。	科内划分了几个诊疗小组？人员组成是否满足职称上高、中、初的合理配置？有无开展院、科两级质量监督检查？
	【A】符合"B"，并持续改进住院诊疗质量，确保医疗质量与安全。	临床科室、医务科	资料查阅： 针对住院诊疗质量相关评价指标，动态监测并取得改进成效的具体案例。	有无改进住院诊疗质量相关指标，并取得成效的具体案例？

续表

能力标准	评价要点	信息采集点	材料与核查	访谈要点
3.2.2.3 首诊负责制度	【C】 1. 建立首诊负责制度,有首诊处理流程; 2. 制定转科、转院程序和流程。	医务科	资料查阅: 1. 首诊负责制度、首诊处理流程; 2. 转科、转院制度和流程。	医院有无制定首诊负责制度?有无制定转科、转院制度和流程?
	【B】符合"C",并 1. 各科医务人员应知晓和掌握首诊负责制度和处理流程。 2. 首诊负责制在日常工作中得到完全落实。	临床科室	现场查看: 首诊负责制在接诊中的落实情况。	请描述首诊负责制度的要点。
	【A】符合"B",并职能部门履行监管职责,对落实情况有评价,持续改进。	医务科	资料查阅: 职能部门对首诊负责制落实情况的定期督导检查记录、评价分析资料,包括存在的问题、改进措施、改进后的评价记录。	有无对首诊负责制度落实情况的定期检查、有无评价分析的记录?是否包括存在的问题、改进措施、整改后的成效?

能力标准	评价要点	信息采集点	材料与核查	访谈要点
	【C】 1. 各临床科室均建立查房制度； 2. 住院医师对所管患者实行24小时负责制，实行早晚查房，急危重症患者应随时观察病情变化并做出处理； 3. 对新入院患者，主治医师（上级医师）应在48小时内查看患者。	临床科室	1. 查房制度。 个案追踪： 2、3选取两份急危重症患者的住院病历，查看住院医师的病程记录与签名，重点查看病情变化时的相关记录与处理记录（包括危急值的记录与处理）；入院48小时内主治医师查房记录，重点查阅记录签名，追踪病区医师值班表。	住院医师每天查房不少于几次？急危重症患者查房次数有何规定？针对新入院患者上级医生查房是如何规定的？
3.2.2.4 查房制度	【B】符合"C"，并 1. 各科医务人员应知晓查房制度并落实； 2. 统一制定记录本，记录规范、完整。	临床科室	资料查阅： 1. 抽查普通住院患者病程记录与医师签名； 2. 查房记录本、医师交接班登记本。	针对查房制度，科内能否落实？
	【A】符合"B"，并 1. 科主任或副高级及以上医师每周至少查房2次； 2. 职能部门履行监管职责，对落实情况有评价，持续改进。	临床科室、医务科	个案追踪： 1. 选取两份急危重症患者的住院病历，2份普通住院患者病历，查看科主任或副高级及以上医师的查房记录与签名，核实每周是否满足2次查房； 2. 医务科针对科室落实三级医师查房情况的督导检查记录、评价分析资料，包括存在的问题、改进措施、改进后的评价记录。	科主任能否落实每周至少查房2次？针对三级医师查房的落实情况有无定期检查、评价记录？是否包括存在的问题、改进措施、整改后的成效？

能力标准	评价要点	信息采集点	材料与核查	访谈要点
	【C】 1. 医护人员应知晓值班和交接班制度并落实; 2. 病区实行24小时值班制,值班医师应按时接班; 3. 护士交班时应共同巡视病人,进行床头交接; 4. 医护应有书面交接班记录本。	临床科室	资料查阅: 1. 值班制度和交接班制度、医师交接班记录本; 2. 病区医师排班表; 现场查看: 3. 查看医护一体床旁交接情况的落实效果; 资料查阅: 4. 护士排班表、护理交班记录。	病区是否落实24小时值班制?有无召开晨会并落实交接班制?是否落实医护一体床旁交接制?
3.2.2.5 值班和交接班制度	【B】符合"C",并值班和交接班记录规范完整。	临床科室	资料查阅: 医护交接班记录本。	科内交接班记录是否规范?
	【A】符合"B",并职能部门履行监管职责,对落实情况有评价,持续改进。	医务科、护理部	资料查阅: 医务科、护理部针对科室落实值班制度和交接班制度的督导检查记录、评价分析资料,包括存在的问题、改进措施、改进后的评价记录。	职能部门针对科室落实值班制度和交接班制度有无定期检查、评价记录?是否包括存在的问题、改进措施、整改后的成效?

续表

能力标准	评价要点	信息采集点	材料与核查	访谈要点
	【C】 1. 有对实施手术、麻醉等高风险操作卫生技术人员的授权管理制度； 2. 有需要授权许可的高风险诊疗技术项目的目录； 3. 对实施手术、麻醉相关人员进行授权。	医务科	资料查阅： 1. 手术、麻醉、高风险诊疗操作的授权管理制度； 2. 高风险诊疗技术项目目录； 3. 手术、麻醉、高风险诊疗操作人员的授权文件（体现动态授权）。	有无对实施手术、麻醉、高风险诊疗操作的授权管理制度？有无高风险诊疗技术项目目录？有无相应的授权文件？
3.2.2.6 手术、麻醉授权管理★	【B】符合"C"，并 1. 相关人员能知晓本部门、本岗位的管理要求。 2. 无违反相关规定的行为。	临床科室、医技科室	个案追踪： 1. 查阅若干份临床科室的手术病历，详细记录术者、手术术种、方式，追踪该名医师在医院授权文件中相应的手术权限，以核实开展的手术是否与授权相符。上述病历，同样记录麻醉者姓名、麻醉方式，追踪麻醉医师在医院授权文件中相应的麻醉权限，以核实实际开展的麻醉方式是否与授权相符； 2. 选择已实施了高风险诊疗操作的住院患者病历若干份，详细记录操作名称、操作者，追踪医院高风险诊疗操作授权文件中该操作者相应的权限，以核实实际开展的操作是否与授权相符。	访谈2名手术医师，提问是否知晓自己的手术权限？访谈2名麻醉医生，提问是否知晓自己的麻醉权限？同时有哪些高风险诊疗操作权限？
	【A】符合"B"，并 1. 职能部门履行监管职责，根据监管情况，定期更新授权项目。 2. 有医疗技术项目操作人员的技能及资质数据库，定期更新。	医务科	资料查阅： 1. 手术、麻醉、高风险诊疗操作是否存在越级的督导检查记录、动态授权的相关文件； 2. 各类人员授权的数据库，体现动态授权的记录；更新授权的相关文件。	针对手术、麻醉、高风险诊疗操作是否存在越级？有无职能部门督导检查记录？有无各类人员授权的数据库？有无实行动态管理，及时更新人员授权？

续表

能力标准	评价要点	信息采集点	材料与核查	访谈要点
	【C】 1. 有病历书写基本规范与住院病历质量监控管理规定，医师按照规范书写门诊、急诊、住院患者病历； 2. 将病历书写基本规范作为医师岗前培训的基本内容和医师"三基"训练主要内容，医师知晓率100%。	临床科室、医务科	资料查阅： 1. 病历书写基本规范、医院住院病历质量监控管理规定；选取门诊、急诊、住院患者病历若干份，查阅并判定是否符合病历书写基本规范； 2. 查阅职能部门的医师岗前培训计划和"三基"培训计划、培训记录，核定有无开展病历书写基本规范的培训。	医院有无开展病历书写基本规范的培训？医师岗前培训和"三基"培训是否将病历书写基本规范纳入培训计划？有无培训记录？
3.2.2.7 病历书写规范管理	【B】符合"C"，并 1. 有院、科两级病历质控人员，定期开展质控活动，有记录； 2. 门、急诊病历书写合格率≥98%、住院病历书写合格率≥95%、甲级病历率≥90%；无丙级病历。	临床科室医务科	资料查阅： 1. 查看院、科两级病历质控人员名单、开展病历质控活动的记录； 资料查阅+个案追踪： 2. 查看职能部门每月针对门、急诊病历，住院病历的相关质控记录及病历书写合格率统计分析、甲级病历率统计分析；并结合条款3.2.2.4追踪核定有无丙级病历。	科室内部有无开展病历质控活动？职能部门有无开展病历质控活动？有无病历质控的相关记录？有无门、急诊病历？有无住院病历的书写合格率统计分析？有无住院患者甲级病历率统计分析？
	【A】符合"B"，并有职能部门监管记录，对落实情况有评价，持续改进。	医务科	资料查阅： 职能部门对门、急诊病历书写合格率、住院病历书写合格率、甲级病历率的督导检查、分析评价记录，包括存在的问题、改进措施、整改后反馈情况和体现改进成效的具体个案。	对门、急诊病历书写合格率、住院病历书写合格率、甲级病历率存在的问题有无评价分析记录？是否包括存在的问题、改进措施、整改后的成效？

能力标准	评价要点	信息采集点	材料与核查	访谈要点
3.2.2.8 手术管理 ★	【C】 1. 有手术分级管理、手术审批权限制度，制定本机构的手术分级目录； 2. 有患者病情评估制度，在术前完成病史、体格检查、影像与实验室资料等评估； 3. 有术前讨论制度，根据手术分级和患者病情，确定参加讨论人员及内容； 4. 有落实患者知情同意管理的相关制度与程序； 5. 医务人员熟悉手术后常见并发症，对常见并发症有预防措施； 6. 对临床科室手术医师进行相关教育与培训。	手术科室、医务科	资料查阅： 1. 医院制定的手术分级管理制度、手术审批权限制度、医院的手术分级目录； 2. 患者病情评估制度及病历中的病情评估记录； 3. 术前讨论制度及病历中的术前讨论记录； 4. 患者知情同意管理制度与程序及病历中的知情同意书签署； 5. 术后常见并发症预防措施； 6. 对手术医师开展上述制度、流程培训的记录。	针对手术分级管理制度、手术审批权限制度、术前讨论制度、医院的手术分级目录、患者知情同意管理制度与程序以及术后常见并发症预防措施有无组织临床手术医师开展过培训？术后常见并发症有哪些？如何预防？
	【B】符合"C"，并患者及亲属、授权委托人对知情同意内容充分理解。	临床科室	资料查阅： 查看病历中签署的相关知情同意书、授权委托书。	访谈患者及其亲属，并提问：诊疗过程中有关病情、治疗计划、手术同意等需知情同意内容医师是否告知并理解，是否签署知情同意书？
	【A】符合"B"，并职能部门对制度落实情况定期检查，并有分析、反馈和整改措施。	医务科	资料查阅： 职能部门对手术分级管理、手术审批、病情评估、术前讨论、患者知情同意管理制度落实情况的督导检查、分析评价记录，包括针对存在的问题提出的整改措施；受检部门整改后反馈的改进情况清单。	职能部门有无对手术分级管理、手术审批、病情评估、术前讨论、患者知情同意管理制度落实情况定期开展过督导检查？有无评价分析记录？是否包括存在的问题、改进措施、整改后的反馈？

续表

能力标准	评价要点	信息采集点	材料与核查	访谈要点
3.2.2.9 患者麻醉前病情评估和讨论制度★	【C】 1. 有患者麻醉前病情评估制度，对高风险择期手术、新开展手术或麻醉方法，进行麻醉前讨论； 2. 有麻醉前由麻醉医师向患者、近亲属或授权委托人进行知情同意的相关制度； 3. 向患者、近亲属或授权委托人说明所选的麻醉方案及术后镇痛风险、益处和其他可供选择的方案； 4. 签署麻醉知情同意书并存放在病历中。	麻醉科	资料查阅： 1. 医院制定的麻醉前病情评估制度、麻醉术前访视制度。针对高风险择期手术、新开展手术或麻醉方法，进行麻醉前讨论的记录； 2. 术前麻醉知情同意制度及签署的麻醉知情同意书； 3、4. 抽查2份临床手术科室住院病历，查阅麻醉知情同意书中的有关告知内容与知情选择内容及医患双方的签名情况。	针对高风险择期手术、新开展手术或麻醉方法，进行麻醉前讨论了吗？有无讨论记录？昏迷患者、儿童、"三无"人员是如何签署麻醉知情同意书的？
	【B】符合"C"，并 1. 患者对知情同意内容充分理解； 2. 评估与讨论的病历记录完整性100%； 3. 有全身麻醉后的复苏管理措施，由麻醉医师实施规范的全程监测。	麻醉科	资料查阅： 1. 麻醉知情同意书； 2. 麻醉前病情评估记录、麻醉前讨论记录； 3. 从事全身麻醉操作的麻醉医生资质、复苏期间的监测记录与出室评分表。	访谈患者，并提问：在签署麻醉知情同意书前，医生是否告知麻醉方案、术后镇痛风险、益处和其他可供选择的方案？是否完全理解后才签署同意？ 访谈麻醉医师，有无麻醉复苏室？有无复苏相关的抢救设备与设施？对患者是否实施规范的全程监测？有无出室评分记录？

能力标准	评价要点	信息采集点	材料与核查	访谈要点
3.2.2.9 患者麻醉前病情评估和讨论制度★	【A】符合"B",并 1. 科室对变更麻醉方案的病例进行定期回顾、总结、分析; 2. 职能部门履行监管职责,有监管检查、反馈、改进措施。	麻醉科1、医务科2	资料查阅: 1. 科室对变更麻醉方案的病例的定期回顾分析、总结资料。 2. 职能部门对麻醉资质、麻醉评估、麻醉讨论、知情同意书签署、复苏管理等情况的督导检查记录,包括针对存在的问题提出的整改措施;受检部门整改后反馈的改进情况清单。	科室变更麻醉方案后有无再次签订变更麻醉方案知情同意书?针对变更麻醉方案,有无定期回顾分析、总结资料?职能部门针对麻醉资质、麻醉评估、麻醉讨论、知情同意书签署、复苏管理等情况是否定期开展了督导检查?是否包括存在的问题、改进措施、整改后的反馈?
3.2.2.10 输血管理★	【C】 1. 制定相关管理制度,有临床输血管理组织和职能管理部门,履行对全院临床输血监管指导工作职能并有活动记录; 2. 医务人员掌握输血适应证相关规定,用血合理; 3. 有输血前的检验和核对制度,实施记录及时、规范,且保存; 4. 有输血不良反应及其处理预案,记录及时、规范; 5. 相关人员知晓本岗位的履职要求。	输血科、医务科1、5,临床科室2、3、4、5	资料查阅: 1. 医院下发的临床输血管理组织文件、临床输血相关的管理制度(临床用血管理办法、输血不良反应处理预案、应急用血预案、输血前的检验和核对制度、用血申请流程、用血流程和输血管理流程、采集血标本流程); 个案追踪: 2. 选择住院期间输血患者病历,查阅输血指征、输血知情同意书、输血前有关检查、输血记录、输注后的疗效评价、发生输血不良反应的记录、报告与处理等,以此判定医务人员掌握输血适应证及临床输血相关管理制度的落实情况; 资料查阅: 3. 输血前的检验和核对制度;查看(病历)输血前有关 ABO 血型、RH 血型、肝功能、乙肝五项、丙肝、梅毒、艾滋病抗体等检验结果反馈情况,以及输血申请单和医嘱开具的及时和规范性; 4. 输血不良反应处理预案; 5. 临床输血相关管理制度的培训记录。	医院制定的临床输血相关管理制度有哪些?输血适应证是什么?输血前需要对患者检验哪些内容?输血前需要核对的内容有哪些?发生输血不良反应时应如何处理?输血不良反应发生后有无按照不良事件上报,并在病历中记录?

续表

能力标准	评价要点	信息采集点	材料与核查	访谈要点
	【B】符合"C"，并 1. 有组织全院开展输血相关的法律、法规、规范、制度的培训并记录； 2. 相关科室和各临床科室按照制度和流程要求，共同落实输血管理相关制度。	输血科、医务科1，输血科、临床科室2	**资料查阅：** 1.《中华人民共和国献血法》、《医疗机构临床用血管理办法（试行）》、《临床输血技术规范》等有关法律、规范、相关管理制度的培训记录； **现场查看+个案追踪：** 2. 查看输血科的设置和必备的基本设施；临床科室输血管理相关制度的落实情况结合个案追踪C2核定。	医护人员是否参加过输血相关的法律、法规、规范、制度、相关预案的培训？
3.2.2.10 输血管理 ★	【A】符合"B"，并 1. 合理用血相关评价指标（如输血申请、用血适应证合格率、成分输血比例）均达到相关标准； 2. 职能部门对输血适应证有严格管理规定，定期评价与分析用血趋势。	输血科1、2，医务科2	**资料查阅：** 1. 合理用血相关评价指标的统计值与公示（查阅输血申请单填写合格率、用血适应证合格率、成分输血比例，判定是否达到行业标准）； 2. 临床用血管理办法、职能部门针对输血适应证定期开展督导检查的记录，包括针对存在问题提出的整改措施；受检部门整改后反馈的改进情况清单；用血趋势的定期评价与分析资料。	合理用血相关评价指标的目标值分别是多少？实际的定期监测是否达标？职能部门针对输血适应证有无定期督导检查、分析评价记录？是否包括存在的问题、改进措施、整改后的反馈？有无用血趋势的定期分析？

能力标准	评价要点	信息采集点	材料与核查	访谈要点
	【C】 1. 符合《血液透析室基本标准》、《医疗机构血液透析室管理规范》、《血液净化标准操作规程（2010版）》等要求； 2. 建立健全血液透析不良事件应急预案，并组织实施。	血液透析室	现场查看： 1. 查看血液透析室基本设置、设备、布局、人员、环境条件； 资料查阅： 2. 制定的血液透析不良事件应急预案及针对预案的培训记录、演练记录。	制定的血液透析不良事件应急预案有哪些？有无组织演练？
3.2.2.11 血液透析 管理★	【B】符合"C"，并职能部门对血液透析室进行监督管理。	医务科	资料查阅： 职能部门对血液透析室的监督管理记录，包括督导检查记录、存在的问题、改进措施、整改后的反馈情况清单。	职能部门对血液透析室有无定期督导检查记录？是否包括存在的问题、改进措施、整改后的反馈？
	【A】符合"B"，并对血液透析工作开展定期评估并持续改进。	血液透析室	资料查阅： 每月血液透析室质量管理基础数据收集与分析评价资料、包括针对存在的问题提出的整改措施；体现改进后成效的具体案例。	有无血液透析室质量管理基础数据？每月是否收集和分析评价？是否包括存在的问题、改进措施、整改后的成效？

续表

能力标准	评价要点	信息采集点	材料与核查	访谈要点
3.2.2.12 放射或医学影像管理	【C】 1. 通过医疗机构执业诊疗科目许可登记，取得放射诊疗许可证，并在校验期内，工作场所符合《职业病防治法》、《放射诊疗管理规定》； 2. 提供医学影像服务项目与医院功能任务一致，能满足临床需要； 3. 有明确的服务项目、时限规定并公示，普通项目当日完成检查并出具报告； 4. 诊断报告书写规范，审核制度与流程健全合理（如无执业医师审核报告，可开展远程影像诊断审核流程）。	放射科	资料查阅： 1. 医疗机构执业许可证、放射诊疗许可证、年度环评检测报告； 现场查看： 2. 查看医学影像设备配置和运行情况； 资料查阅+个案追踪： 3. 医学影像服务项目、收费标准、报告时限的公示。追踪若干份门诊或住院患者医学影像诊断报告，查看检查时间和报告时间，计算有无超出报告时限； 4. 医学影像诊断报告书写规范、诊断报告复核制度；抽查放射、超声、心电图等影像诊断报告，审核书写是否规范，报告单有无报告者与审核者签名，并追踪报告者与审核者的资质、当日的医师排班表。	有无办理放射诊疗许可证？有无年度环评检测报告？医学影像服务项目能否满足临床诊断需要？放射诊疗是如何规定的？针对急诊患者与普通患者，诊断报告发出的时限是如何规定的？科内人员配置是否满足报告单中报告者与审核者双人签字？有无开展远程影像诊断？

能力标准	评价要点	信息采集点	材料与核查	访谈要点
	【B】符合"C"，并 1. 提供24小时急诊服务； 2. 各类影像检查统一编码，实现患者一人一个唯一编码管理； 3. 科室每月对诊断报告质量进行检查，总结分析，落实改进措施。	放射科	资料查阅： 1. 医学影像科人员资质、排班表； 2. 查看各类影像检查唯一编码落实情况； 3. 每月针对诊断报告质量的质控检查记录，评价分析存在的问题、改进措施。	是否实行24小时排班值班制？各类影像检查是否实行患者一人仅唯一编码？科内是否每月开展诊断报告质量的质控和评价分析？有无改进措施并落实？
3.2.2.12 放射或医学影像管理	【A】符合"B"，并 1. 医生工作站可以调阅，至少可实现1年在线查询； 2. 有针对对比剂过敏反应的培训和演练记录，并记录过敏反应的不良事件； 3. 职能部门有监督检查，追踪评价，评价结果纳入对科室服务质量与诊断医师技术能力评价内容。	放射科1、2，医务科3	现场查看： 1. 医生工作站查阅近1~12个月的患者相关医学影像、诊断报告。 资料查阅： 2. 造影剂过敏应急预案、诊断中患者突发呼吸、心跳骤停应急预案；预案培训记录和演练记录；不良事件上报表（留存一份）； 3. 职能部门对医学影像部门开展督导检查、分析评价记录，包括针对存在的问题提出的整改措施；部门整改后反馈的改进情况清单；职能部门追踪改进后的效果。督导检查、分析评价。评价结果与科室服务质量考核及个人技术能力评价挂钩的相关记录。	医生工作站能否查阅到近12个月内的图像资料和诊断报告？针对造影剂过敏、患者突发呼吸、心跳骤停有无编制应急预案？培训过吗？演练过吗？上述事件有无纳入不良事件上报？有无记录？职能部门对医学影像部门有无定期开展督导检查、分析评价？评价结果有无与科室服务质量考核及个人技术能力评价挂钩？

能力标准	评价要点	信息采集点	材料与核查	访谈要点
	【C】 1. 按照《医疗机构临床实验室管理办法》的要求，实验室集中设置，统一管理； 2. 有实验室安全管理制度和流程； 3. 检验科质量控制相关制度以及实验室生物安全管理制度健全； 4. 检验报告单格式规范、统一，有书写制度。	检验科 临床科室	现场查看： 1. 查看院内各类实验室的设置情况； 资料查阅： 2. 实验室安全管理制度和各类服务流程、操作流程； 3. 实验室室内质控制度、室间质评制度、实验室生物安全管理制度； 4. 检验报告书写制度及统一格式的报告单、检验报告资质授权文件。	院内实验室有无集中设置，统一管理？哪些制度、服务流程与操作流程有待完善？
3.2.2.13 临床检验管理	【B】符合"C"，并 1. 开展安全制度与流程管理培训，相关人员知晓本岗位的履职要求； 2. 能定期开展实验室室内质控和室间质评工作； 3. 科室有专门人员定期自查、反馈、整改，每年至少一次向临床科室征求项目设置的合理性意见。	检验科	资料查阅： 1. 实验室安全管理制度与服务流程、操作流程培训的记录，并抽查询问不同岗位人员的职责； 2. 实验室室内质控记录和室间质评报告； 3. 检验科专人针对质量与安全定期自查记录、包括存在的问题、整改措施、整改后的改进情况记录；向临床科室发放的"项目设置的合理性征求意见表"及调查报告。	实验室安全管理制度和各类流程是否已培训过？有无定期开展实验室室内质控？有记录吗？是否已开展室间质评？有无报告？科内有无针对质量与安全开展定期自查？有无整改措施？有无就项目设置的合理性向临床科室征求意见？
	【A】符合"B"，并 1. 微生物检验项目对医院感染控制及合理用药提供充分支持； 2. 有职能部门监督检查，落实整改措施，持续改进。	检验科 1、2，医务科 2	现场查看： 1. 查看微生物实验室的设置、基本设备与设施、人员、资质及提供的有关检验报告； 资料查阅： 2. 职能部门定期督导检查记录，包括存在的问题、改进措施、整改后的反馈情况清单。	能为临床提供哪些微生物检验项目？职能部门针对检验质量与安全有无定期督导检查和记录？是否针对存在的问题提出改进措施？整改后有无情况反馈？

能力标准	评价要点	信息采集点	材料与核查	访谈要点
3.2.2.14 中医管理	【C】 1. 有中医科的工作制度、岗位职责及体现中医特色的诊疗规范，并落实； 2. 根据中医特色，开展中医药人员培训与教育活动，并有相关记录； 3. 相关人员知晓上述制度、本岗位职责及诊疗规范； 4. 按中医病历书写规范书写医疗文书。	中医科	资料查阅： 1. 中医科工作制度、科室各类岗位人员的岗位职责、中医诊疗规范及相关诊疗记录； 2. 中医科工作制度、科室诊疗规范、技术操作规程、中医护理常规、中医护理技术的培训记录； 3. 抽查人员上述2的内容知晓情况； 4. 查看中医病历（门诊、住院），判定是否符合《中医病历书写规范》。	有无中医科工作制度、各类岗位人员的岗位职责、科室诊疗规范？有无中医药人员培训或参加教育的记录？提问不同岗位人员，职责分别是什么？
	【B】符合"C"，并科室内定期自查、评估、分析、整改。	中医科	资料查阅： 科室月质控检查记录，包括质量与安全指标分析记录评价、存在的问题、整改措施。	有无开展科内质量与安全检查？有无对质量与安全指标开展过分析评价？有无整改措施？
	【A】符合"B"，并职能部门履行监管职责，定期评价、分析、反馈，质量持续改进有成效。	医务科	资料查阅： 医务科对中医科定期督导检查、分析评价记录，包括针对存在的问题提出的整改措施；部门整改后反馈的改进情况清单；体现改进后成效的具体案例。	针对中医科有无开展定期督导检查？有无检查记录和分析评价记录？是否包括存在的问题、改进措施？有无体现改进后成效的具体案例？

能力标准	评价要点	信息采集点	材料与核查	访谈要点
	【C】 1. 有规范的康复治疗工作制度、诊疗规范与操作规程； 2. 有康复科(室)管理制度和相关规定； 3. 有康复医学专业人员和专业设备； 4. 有具备康复资质的治疗师、护士及其他技术人员实施康复治疗和训练。	康复科	资料查阅： 1. 康复治疗工作制度、康复诊疗规范与操作规程； 2. 康复科管理相关制度； 资料查阅+现场查看： 3. 康复科人员一览表及基本设备、设施； 4. 人员资质相关资料。	康复科相关制度、诊疗规范与操作规程是否健全？上述内容是否经过培训？人员资质是否满足临床工作需要？
3.2.2.15 康复管理 ★	【B】符合"C"，并 1. 对转入社区及家庭的患者提供转诊后康复训练指导，保障康复训练的连续性； 2. 科室对落实情况有自查、评价、分析、反馈、整改。	康复科	资料查阅： 1. 对转入社区及家庭的患者康复训练指导记录； 2. 科室对康复治疗质量与安全指标的自查评价记录，包括存在的问题、改进措施、整改落实情况。	对转入社区及家庭的患者如何提供转诊后康复训练指导？有无开展科内质量与安全检查？有无开展过质量与安全指标分析评价？有无整改措施？
	【A】符合"B"，并职能部门履行监管职责，定期评价、分析、反馈，康复治疗质量持续改进。	医务科	资料查阅： 医务科对康复工作督导检查、分析评价记录，包括针对存在的问题提出的整改措施；部门整改后反馈的改进情况清单；体现改进后成效的具体案例。	针对康复工作，有无开展过定期督导检查？有无检查记录和分析评价记录？是否包括存在的问题、改进措施？有无体现改进后成效的具体案例？

续表

能力标准	评价要点	信息采集点	材料与核查	访谈要点
	【C】 1. 有病历书写基本规范与住院病历质量监控管理规定； 2. 保存来院就诊患者的基本信息，有保护病案及信息安全相关制度和应急预案； 3. 有唯一识别病案资料的病案号； 4. 无电子病历系统的卫生院，要有电子病历系统的建设方案与计划。	病案科	**资料查阅：** 1. 病历书写基本规范、住院病历质量监控管理规定、病历质量评价标准和评价办法； 2. 病案及信息安全管理制度，病案调阅，复印管理规定与流程、就诊患者的基本信息、病案科相关应急预案（火灾、泛水、遭遇抢夺等）； **现场查看：** 3. 归档病案的唯一识别号情况； 4. 电子病历系统或电子病历系统建设方案。	是否每名医师都接受过病历书写基本规范培训？来院就诊患者的基本信息是否可以查阅到？住院患者病案号是唯一的吗？有无电子病历系统？
3.2.2.16 病案管理	【B】符合"C"，并 1. 病案工作人员知晓相关规定、应急预案及处置流程； 2. 有电子病历系统，电子病历管理按照《电子病历应用管理规范》管理。	病案科	**资料查阅：** 1. 病案科相关制度、流程、预案培训的记录； **现场查看：** 2. 查看电子病历系统及其模板的设置、功能。	请描述病案调阅、复印的相应流程。病案科有哪些应急预案？培训过吗？演练过吗？有无培训和演练记录？
	【A】符合"B"，并 1. 质量管理相关部门、病案科以及临床各科对病历书写规范进行监督检查，对存在的问题与缺陷提出整改措施； 2. 职能部门对病历书写质量进行追踪与成效评价，持续改进病历质量。	医务科、临床科室1、病案科1、2	**资料查阅：** 1. 有关部门对病历书写规范落实情况的质控检查记录，包括存在的问题、整改措施、部门整改后反馈的改进情况清单； 2. 医务科、病案科对病历书写存在问题的改进情况进行后续追踪检查的记录和评价，以及体现改进后成效的具体案例（如病案甲级率、7日归档率）。	对病历书写规范落实情况有无开展质控检查？抽样率是多少？合格率是多少？针对不合格病历有无整改措施？有无针对改进情况进行后续追踪检查？有无体现改进后成效的具体案例？

3.3　患者安全管理

能力标准	评价要点	信息采集点	材料与核查	访谈要点
3.3.1 查对制度	【C】 1. 有查对规章制度和操作规程，并在诊疗活动中严格执行； 2. 有标本采集、给药、输血或血制品、发放特殊饮食、诊疗活动时就诊者身份确认的制度、方法和核对程序； 3. 对门诊就诊和住院患者的身份标识有制度规定； 4. 至少同时使用包括姓名在内的两种身份识别方式，如出生日期、年龄、性别、床号、病历号等，禁止仅以房间或床号作为识别的唯一依据； 5. 重点科室及对无法进行身份确认者，有身份标识的方法和核对流程。	临床、医技科室	资料查阅： 1. 查对制度与流程、查对记录； 2、3. 门诊及住院患者身份识别制度。 现场查看+资料查阅： 4. 核实诊疗中是否使用两种身份识别方式； 5. "三无"人员身份标识的管理规定及方法（含聋哑人、老年患者、儿童等特殊人群）。	在诊疗活动中使用了几种身份识别方式？门诊患者如何识别？住院患者如何识别？针对"三无"人员是如何标识的？针对昏迷患者、未取名字的新生儿等特殊人群是如何识别的？
	【B】符合"C"，并 1. 完善关键流程中对就诊者的识别措施； 2. 对就诊者住院病历身份实行唯一标识管理，如使用医保卡编号或身份证号码等。	临床、医技科室	现场查看： 1. 关键流程中对就诊患者身份的识别措施； 2. 住院患者病历实行唯一标识管理的方法。	住院患者病历是否实行唯一标识管理？使用的具体方法是什么？
	【A】符合"B"，并 1. 重点部门和关键环节（急诊、产房、手术室）病人使用条码管理； 2. 职能部门对上述工作有监管、反馈和改进措施。	临床科室1，医务科、护理部2	现场查看： 1. 急诊、产房、手术室病人使用条码管理的情况； 资料查阅： 2. 职能部门针对查对制度、身份识别制度的落实情况开展的定期督导检查记录，包括存在的问题、整改措施、部门整改后反馈的改进情况清单。	重点部门和关键环节的患者是否使用条码管理？职能部门针对查对制度、身份识别制度的落实情况有无定期开展督导检查？有无检查记录？是否包括存在的问题和改进措施？

续表

能力标准	评价要点	信息采集点	材料与核查	访谈要点
	【C】 1. 有围手术期患者安全管理的相关规范与制度； 2. 有手术部位识别标识相关制度与流程； 3. 有手术安全核查与手术风险评估制度与流程，明确由手术医师、麻醉医师、护士三方共同核查； 4. 择期手术患者在完成各项术前检查、病情和风险评估以及履行知情同意手续后方可下达手术医嘱。	临床手术科室	**资料查阅：** 1. 围手术期患者安全管理制度； 2. 手术部位识别标识制度与流程； 3. 手术安全核查制度与流程、手术风险评估制度与流程； **现场查看：** 4. 抽查择期手术患者病历，查阅术前检查、病情和风险评估以及知情同意书签署情况。	择期手术患者需做哪些术前准备？手术部位是用何种颜色、何种记号标识的？手术安全核查是由谁来主导的？术前需要与患方签署哪些知情同意书？是否签署过？
3.3.2 手术安全核查制度★	【B】符合"C"，并 1. 落实择期手术术前准备制度，执行率≥90%； 2. 手术核查、手术风险评估按制度执行。	临床手术科室	**现场查看+资料查阅：** 1. 抽查择期手术患者病历，查看择期手术术前准备情况（包括病情评估、术前各项准备）； 2. 手术室现场查看手术安全核查的步骤及核查内容（资料包括手术安全核查表、术前讨论、风险评估）。	患者术前病情评估、术前讨论、风险评估是否执行和落实到位？请描述手术安全核查的步骤及内容？
	【A】符合"B"，并相关职能部门履行监管职责，有检查、分析，持续改进有成效。	医务科	**资料查阅：** 职能部门针对术前检查、病情和风险评估以及知情同意书签署情况、手术部位标识、手术安全核查开展的督导检查记录、分析评价记录，包括存在的问题、整改措施、部门整改后反馈的改进情况清单；体现改进后成效的具体案例。	针对术前准备、病情和风险评估以及知情同意书签署情况、手术部位标识、手术安全核查有无开展定期督导检查？有无检查记录和分析评价记录？是否包括存在的问题、改进措施？有无体现改进后成效的具体案例？

续表

能力标准	评价要点	信息采集点	材料与核查	访谈要点
	【C】 1. 有临床"危急值"报告制度与工作流程,有记录; 2. 医技部门(含临床实验室、医学影像部门、心电图检查等)有"危急值"项目表; 3. 相关人员熟悉并遵循上述制度和工作流程。	临床科室1、3,医技科室1、2、3	资料查阅: 1. 医院"危急值"报告制度与流程、医技部门"危急值"报告登记本、临床"危急值"接获登记本; 2. 医技部门"危急值"报告项目表; 3. 医院"危急值"报告制度与流程的培训记录及人员知晓情况。	护士接获"危急值"后应当如何处理?你所在科室常见"危急值"有哪些?你所在的医技部门"危急值"项目表的报告项目有哪些?发现"危急值"后使用何种途径报告临床医师?
3.3.3 危急值报告制度	【B】符合"C",并 1. 严格执行"危急值"报告制度与流程; 2. 根据临床需要和实践总结,更新和完善"危急值"管理制度、工作流程及项目表。	临床科室、医技科室1,医务科2	个案追踪: 1. 选择某医技科室某一时期"危急值"报告信息,详细记录患者基本信息及所在科室,追踪所在临床科室的"危急值"接获登记本,查看信息的一致性。并查阅该患者住院病历,重点查看该"危急值"在病程中的记录与处置情况,包括自接获至处理的时间是否符合制度所规定的时限要求; 资料查阅: 2. 更新和完善后的"危急值"管理制度、工作流程及"危急值"项目表(新版本)。	制度规定接到"危急值"后多长时限内必须记录和处置?是否根据临床需要和实践总结,及时更新和完善"危急值"管理制度和项目报告表?
	【A】符合"B",并相关职能部门每年至少对"危急值"报告制度的有效性进行一次评估。	医务科	资料查阅: 职能部门对"危急值"项目的报告率、实际接获率、病历记载率、临床处理的及时性开展的定期检查和分析评价记录。	职能部门有无定期对"危急值"报告制度的有效性进行评价?有无评价记录?

能力标准	评价要点	信息采集点	材料与核查	访谈要点
3.3.4 患者安全 风险管理	【C】 1. 有质量安全(不良)事件的报告制度与流程； 2. 有防范患者跌倒、坠床的相关制度，并体现多部门协作； 3. 有患者跌倒、坠床等意外事件报告相关制度、处置预案与工作流程； 4. 主动告知患者跌倒、坠床风险及防范措施并有记录； 5. 有压疮风险评估与报告制度、工作流程。	医务科1，护理部2、3，临床科室4、5，医技科室4	资料查阅： 1. 医院质量与安全不良事件报告制度与流程； 2. 防范患者跌倒、坠床制度； 3. 患者跌倒、坠床等意外事件报告制度、处置预案与流程； 4. 跌倒、坠床患者风险评估表，跌倒、坠床患者风险告知书、护理记录单，健康教育记录； 5. 压疮风险评估与报告制度、报告流程。	医院的质量与安全(不良)事件有哪些类别？发生后向哪些部门报告？ 如何防范患者跌倒、坠床？发生后怎么处置？ 长期卧床患者如何防范压疮发生？发生后如何处置？
	【B】符合"C"，并 1. 卫生院内有防止跌倒、烫伤等安全措施； 2. 对患者安全风险质量监控指标数据进行收集和分析。	临床科室、医技科室1，医务科、护理部2	现场查看： 1. 防跌倒、烫伤等警示标识及相关设施与措施； 资料查阅： 2. 针对各类不良事件收集和监测的数据，汇总后的分析评价记录。	针对防跌倒、烫伤等有哪些安全措施？ 是否针对不良事件开展了监测？有无定期分析评价记录？
	【A】符合"B"，并定期分析患者意外事件，持续改进，降低事件发生率。	医务科、护理部	资料查阅： 针对各类不良事件，及时进行调查和原因分析，包括存在的问题、整改措施、部门整改后反馈的改进情况清单；体现改进后成效的监测数据。	针对每一例不良事件是否进行了调查和原因分析？有无整改措施？有无改进成效？

续表

能力标准	评价要点	信息采集点	材料与核查	访谈要点
3.3.5 患者参与医疗安全	【C】 1. 有医务人员履行患者参与医疗安全活动责任和义务的相关规定； 2. 医务人员知晓重点环节，并邀请患者或其家属主动参与患者安全管理； 3. 宣传并鼓励患者参与医疗安全活动。	医务科1，临床科室、医技科室2、3	资料查阅： 1. 患者参与医疗安全活动的规定； 2. 保证患者及家属能够获得知情同意，让患者及家属参与医疗过程和医疗决策的实施记录； 现场查看： 3. 住院患者的健康教育、门急诊患者的健康教育的开展情况（形式：口头教育、书面教育、影像资料教育、网络教育）；诊疗过程中患者积极参与身份识别、手术部位确认、药物安全使用情况。	有无患者参与医疗安全活动的具体规定？邀请患者或其家属主动参与患者安全管理活动的重点环节在哪里？患者参与的医疗安全活动具体有哪些？
	【B】符合"C"，并 1. 专业人员向患者提供安全用药咨询； 2. 患者及家属、授权委托人了解针对病情的可选择诊疗方案。	药剂科1，临床科室2	现场查看+资料查阅： 1. 药剂科设置的合理用药咨询窗口，向患者提供药物治疗的效果、安全性、副作用及药物之间的相互作用、药物与食物之间的相互作用的咨询服务；合理用药咨询登记本； 2. 病历中诊疗方案（或康复计划）知情选择同意书。	提供安全用药咨询内容有哪些？有记录吗？ 访谈患者及家属，针对病情医师是否提供过不同诊疗方案供患方选择？
	【A】符合"B"，并 1. 有数据证实"患者主动参与医疗安全活动"取得的成效； 2. 职能部门对患者参加医疗安全活动有定期检查、总结、反馈，并进行整改。	医务科	资料查阅： 1. 开展"患者主动参与医疗安全活动"情况的总结（含数据统计体现成效）； 2. 医务科对患者参加医疗安全活动定期检查、总结分析的记录，包括存在的问题、整改措施、部门整改后反馈的改进情况清单。	职能部门对患者参加医疗安全活动有无开展定期督导检查？有无检查记录和总结资料？是否包括存在的问题、改进措施、整改后反馈的改进情况？

3.4 护理管理

能力标准	评价要点	信息采集点	材料与核查	访谈要点
3.4.1 护理组织 管理体系	【C】 1. 有在院长（或副院长）领导下的护理组织管理体系，定期专题研究护理管理工作，实施目标管理； 2. 按照标准配置护理管理人员，岗位职责明确； 3. 有护理工作中长期规划、年度计划，与卫生院总体发展规划和护理发展方向一致。相关人员知晓规划、计划的主要内容。	护理部、临床各科室	资料查阅： 1. 护理管理组织架构图、护理管理专题工作会议记录、护理管理目标； 2. 医院制定的各层级护理管理人员岗位配置标准、岗位职责； 3. 医院制定的护理工作中长期规划、年度计划及相关培训资料。	1. 有护理组织管理体系吗？是否实施目标管理？年度护理管理目标有哪些？ 2. 护理管理人员有多少？是如何配置的？有明确的岗位职责吗？ 3. 护理工作中长期规划、年度计划的主要内容有哪些？
	【B】符合"C"，并 1. 落实岗位职责和管理目标，建立并落实各层次护理管理人员考核评价机制； 2. 有效执行年度计划并有总结。	护理部、临床各科室	资料查阅： 1. 核查医院对各层级护理管理人员的考核评价资料； 2. 年度护理工作总结资料。	1. 针对护理管理人员落实岗位职责和管理目标有无定期的考核评价机制？ 2. 护理部门是如何评估护理年度计划的执行效果的？
	【A】符合"B"，并有对规划和计划落实过程中存在的问题与缺陷进行追踪分析，持续改进。	护理部、临床各科室	资料查阅： 职能部门定期对护理工作规划和计划落实情况的检查、评价、分析记录，对存在的问题与缺陷下达的整改通知，追踪核实记录；受检部门反馈的改进情况清单；职能部门体现护理规划和计划的落实成效的具体改进案例。	针对护理工作规划和计划落实过程中存在的问题与缺陷，有无改进措施？针对受检部门反馈的整改情况有无追踪核实？有无体现改进成效的PD-CA案例？

续表

能力标准	评价要点	信息采集点	材料与核查	访谈要点
3.4.2 执行《护士条例》	【C】 1. 按照《护士条例》制定相关制度，实施护理管理工作； 2. 建立和完善常见疾病护理常规、技术操作规程及临床护理服务规范、标准； 3. 建立护士岗位责任制，推行责任制整体护理工作模式，有工作方案与具体措施； 4. 依法执行护士准入管理。	护理部、临床各科室	资料查阅： 1. 医院为落实《护士条例》而制定的相关制度与管理办法； 2. 医院制定的护理常规、技术操作规程及临床护理服务规范、标准； 3. 医院制定的责任制整体护理实施方案与措施； 4. 全院在岗护理人员执业注册情况花名单。	1. 制定了哪些与《护士条例》相关的制度？护士资质准入是怎样管理的？ 2. 有无制定疾病护理常规、技术操作规程及临床护理服务规范？ 3. 有无开展责任制整体护理？有无工作方案与具体措施？
	【B】符合"C"，并 1. 护理部门对《护士条例》执行落实情况开展监督检查； 2. 护理部门能够按照临床护理工作量对临床科室护士进行合理配置和调配。	护理部	资料查阅： 1. 核查职能部门的监管记录； 2. 抽查2个病区（内、外科各1个）护士排班表，调查该病区前1个月的床位使用率与平均住院日，评价是否基于护理工作量调整护理人员。	1. 护理部门是如何监管《护士条例》的执行情况的？ 2. 是否按照护理工作量对护士进行合理配置和调配？有无机动护士库？
	【A】符合"B"，并对落实中存在的问题与缺陷进行追踪与成效评价，持续改进。	护理部、临床各科室	资料查阅： 职能部门的检查记录、对存在问题与缺陷下达的整改通知、受检部门反馈的改进情况清单以及体现改进成效的具体案例。	针对存在的问题与缺陷有无改进措施？针对受检部门反馈的整改情况有无追踪核实？有无体现改进成效的PDCA案例？

能力标准	评价要点	信息采集点	材料与核查	访谈要点
	【C】 1. 依据《分级护理指导原则》，制定分级护理制度，有护理质量评价标准； 2. 护士掌握分级护理的内容，定期开展相关培训和教育； 3. 有定期护理查房、病例讨论制度。	护理部1，临床各科室2、3	资料查阅： 1. 医院制定的护理分级制度、护理质量评价标准； 2. 针对分级护理开展培训和教育的相关资料； 3. 定期护理查房记录、病例讨论记录。	如何确定患者的护理级别？
3.4.3 临床护理质量管理	【B】符合"C"，并 1. 依据患者的个性化护理需求制定护理措施，并能帮助患者及其家属、授权委托人了解患者病情及护理的重点内容。 2. 科室对分级护理落实情况进行定期检查，对存在的问题有改进措施。	临床各科室	资料查阅： 1. 查阅护理文书，针对患者的个性化护理需求，所落实的护理措施及记录； 2. 科室对分级护理落实情况的自查记录与改进措施。	1. 随机询问若干名住院患者，是否了解本人病情及其对应的护理级别；随机询问责任护士，对于其所管理的患者，个性化护理的主要内容有哪些？ 2. 针对科内的分级护理落实情况有无开展定期自查？有无改进措施？
	【A】符合"B"，并 1. 职能部门对落实情况进行定期检查、评价、分析，对存在的问题及时反馈，并提出整改建议； 2. 有护理质量持续改进的成效及结果。	护理部1、2	资料查阅： 1. 职能部门的检查、评价、分析记录，对存在的问题与缺陷下达的整改通知、受检部门反馈的改进情况清单； 2. 体现护理质量改进成效的具体案例。	针对存在的问题与缺陷有无改进措施？针对受检部门反馈的整改情况有无追踪核实？有无体现护理质量改进成效的PDCA案例？

续表

能力标准	评价要点	信息采集点	材料与核查	访谈要点
3.4.4 护理安全 管理	【C】 1. 制定并落实临床护理技术操作常见并发症的预防与处理规范; 2. 有紧急意外情况的应急预案及演练; 3. 严格执行针对病人服药、注射、输液的查对制度,减少操作差错。 ("三查":操作前查、操作中查、操作后查;查药品的有效期、配伍禁忌,查药品有无变质、浑浊,查药品的安瓿有无破损,瓶盖有无松动。"七对":查对床号、查对姓名、查对药名、查对剂量、查对时间、查对浓度、查对用法。)	护理部1,临床各科室1、2、3	资料查阅: 1. 医院制定的临床护理技术操作常见并发症的预防与处理规范; 2. 紧急意外情况的应急预案、演练记录; 现场查看: 3. 现场查看执行操作时查对方式。	1. 有无预防与处理护理技术操作并发症的规范?是如何落实的? 2. 制定了哪些紧急意外情况的应急预案?演练过吗?有无演练记录? 3. 如何识别患者身份?
	【B】符合"C",并 1. 护士熟练掌握常见技术操作及并发症预防措施及处理流程; 2. 职能部门定期进行临床常见护理技术操作考核评价。	临床各科室1,护理部2	资料查阅: 1. 医院或科室针对常见技术操作及并发症预防措施及处理流程开展培训的资料与记录; 2. 职能部门定期组织的临床护理技术操作考核资料。	1. 针对常见技术操作及并发症预防措施及处理流程有无开展培训? 2. 职能部门有无定期组织临床护理技术操作考核?
	【A】符合"B",并职能部门对在护理安全管理中存在的问题进行追踪和成效评价,并持续改进。	护理部、临床各科室	资料查阅: 职能部门的检查记录、对存在的问题与缺陷下达的整改通知、受检部门反馈的改进情况清单;护理部追踪核实记录及体现改进成效的具体案例。	针对存在的问题与缺陷有无改进措施?针对受检部门反馈的整改情况有无追踪核实?有无体现改进成效的PDCA案例?

3.5 医院感染管理

能力标准	评价要点	信息采集点	材料与核查	访谈要点
3.5.1 医院感染管理组织	【C】 1. 健全医院感染管理组织体系，配备专(兼)职人员承担医院感染管理和业务技术咨询、指导工作； 2. 制定符合本单位实际的医院感染管理规章制度； 3. 将医院感染管理纳入卫生院总体工作规划和质量与安全管理目标； 4. 有针对各级各类人员制定的医院感染管理培训计划和内容； 5. 相关人员知晓本部门、本岗位在医院感染管理方面的职责并履行。	院感科	资料查阅： 1. 医院感染管理组织体系架构图、科室设置和专(兼)职人员责任分工文件； 2. 医院感染管理制度文件； 3. 卫生院总体工作规划和质量与安全管理目标； 4. 医院感染管理培训计划； 5. 医院感染管理组织体系中的各级人员岗位职责。	医院感染管理委员会的组成部门和成员分别是什么？相关部门是否知晓在院感管理组织体系中的职责？卫生院医院感染的质量与安全管理目标是什么？有无具体的指标体系？本年度开展过几场医院感染培训？培训内容是什么？
	【B】符合"C"，并 1. 有对院、科两级医院感染管理工作及制度落实情况的监督检查，每月召开专题会； 2. 对上级管理部门检查中发现的问题及时整改，并调整完善工作计划和内容。	院感科 1、2，临床医技科室 2	资料查阅： 1. 院、科两级医院感染管理的过程管理资料(包括督导检查表)、每月专题会议签到表、会议记录等； 2. 院感科下发的整改通知、受检科室整改后反馈的改进情况清单，相应调整或完善的工作计划与内容(记录)。	如何开展院、科两级医院感染管理工作？近期召开的专题会议的主要议题是什么？上级管理部门检查通报的问题是什么？有无整改到位？
	【A】符合"B"，并对医院感染管理定期评估，对存在的问题有反馈及改进措施，并持续改进。	院感科	资料查阅： 每月对过程管理和结果监测的评价小结，针对存在的问题下发的整改通知和改进措施、体现改进效果的具体案例。	有无定期评估医院感染管理工作的整改效果？有无体现院感染管理改进效果的具体案例？

能力标准	评价要点	信息采集点	材料与核查	访谈要点
3.5.2 医院感染监测	【C】 1. 医院感染管理专(兼)职人员和监测设施配备符合要求； 2. 有医院感染监测计划、监测的目录/清单，开展感染发病率监测，符合（WS/T 312—2009）《医院感染监测规范》、（WS/T 367—2012）《医疗机构消毒技术规范》； 3. 有针对重点环节、重点人群和高危险因素管理与监测计划，并落实； 4. 对感染高风险科室及感染控制情况进行风险评估，并制定针对性措施。	院感科	现场查看+资料查阅： 1. 根据卫生院床位数核查医院感染管理专(兼)职人员配备情况；院感染监测的设施配置情况； 2. 医院感染监测计划、监测项目目录或清单； 3. 医院感染监测计划； 4. 医院感染风险评估表和评估结果干预措施。	卫生院的医院感染高危因素有哪些？目前开展的医院感染监测项目有哪些？工作人员是否知晓监测流程和采样方法？如何进行医院感染风险评估？
	【B】符合"C"，并 1. 手术部位感染按手术风险分类，对切口感染率进行统计、分析与反馈； 2. 医院感染管理人员对监测资料进行分析、总结与反馈，对存在的问题进行督促整改。	院感科1、2，手术科室1	资料查阅： 1. 手术部位感染监测方案和监测报告； 2. 医院感染综合性监测和目标性监测报告、问题清单和追踪评估结果。	手术科室医务人员是否知晓手术部位感染的定义和诊断原则？监测人员是否知晓手术风险分类？是否能够通过管理工作分析监测资料？
	【A】符合"B"，并医院感染监测工作对提高医院感染管理工作水平持续改进，并有成效。	院感科	资料查阅： 医院感染监测指标的动态监测值，及体现院感工作改进成效的具体案例。	如何运用监测数据评估和改进院感工作？有无体现改进成效的具体案例？

续表

能力标准	评价要点	信息采集点	材料与核查	访谈要点
	【C】 1. 定期开展手卫生知识与技能的培训，并有记录； 2. 手卫生设施种类、数量、安置的位置、手卫生用品等符合《医务人员手卫生规范》要求（WS/T 313—2009）； 3. 医务人员手卫生知识知晓率100%。	院感科1，临床、医技科室2、3	**资料查阅：** 1. 手卫生知识与技能培训记录； **现场查看：** 2. 现场查看医院手卫生设施和用品配备情况； 3. 抽查医务人员手卫生知识知晓情况。	访谈临床科室医务人员：什么是手卫生？手卫生的时点有哪些？手卫生原则是什么？如何正确进行手卫生？
3.5.3 手卫生管理	【B】符合"C"，并 1. 有院、科两级对手卫生规范执行情况的监督检查，有整改措施； 2. 随机抽查医务人员手卫生依从性≥70%，洗手方法正确率≥70%。	院感科1，临床、医技科室1、2	**资料查阅：** 1. 院、科两级手卫生依从性和正确性观察和整改记录； **现场查看：** 2. 现场观察医务人员手卫生依从性（≥20个时点），抽查洗手方法（≥10人）。	临床医技科室如何开展科内手卫生自查？是否知晓手卫生依从性和正确性的计算公式？
	【A】符合"B"，并随机抽查医务人员手卫生依从性≥80%，洗手方法正确率≥80%。	临床、医技科室	**现场查看：** 同B2。	

续表

能力标准	评价要点	信息采集点	材料与核查	访谈要点
3.5.4 消毒及灭菌工作管理	【C】 1. 有满足消毒要求的消毒设备、设施与消毒剂（可依托有资质的第三方机构）； 2. 定期对有关设备、设施进行检测、对消毒剂的浓度和有效性等进行监测； 3. 有卫生院和重点部门消毒与隔离工作制度和落实措施，并执行。	消毒供应室1、2，院感科3	**现场查看+资料查阅：** 1. 自行消毒灭菌的，查看消毒灭菌设备、设施和消毒剂是否合格；依托第三方机构服务的，查看服务协议和资质备案情况； 2. 消毒灭菌设备、设施的检测和维护记录，消毒剂浓度监测和消毒灭菌效果监测记录； 3. 消毒与隔离工作制度及落实情况。	目前配置的消毒和灭菌设备有哪些？压力灭菌锅定期检测了吗？常用消毒剂的使用方法和监测方法分别是什么？器械灭菌是否集中管理？重点部门的环境清洁和消毒流程是什么？
	【B】符合"C"，并 1. 职能部门对医用耗材、消毒隔离相关产品的采购质量有监管，对设备、设施及消毒剂检测结果进行定期分析，有总结、反馈，及时整改； 2. 有消毒供应室清洗消毒及灭菌技术操作规范，有清洗消毒及灭菌效果监测程序、规范及判定标准。	院感科、后勤管理办1，消毒供应室2	**资料查阅：** 1. 医用耗材、消毒隔离相关产品的生产和销售证件及安全评价报告；设备、设施及消毒剂检测分析报告； 2. 消毒供应室清洗消毒及灭菌技术操作规范、清洗消毒及灭菌效果监测程序、规范及判定标准。	采购医用耗材、消毒隔离相关产品时应审阅供应商哪些文件？一次性使用医疗用品如何管理？消毒供应室人员是否知晓操作流程和质控要点？
	【A】符合"B"，并职能部门和相关部门对持续改进的情况进行追踪与成效评价，有记录。	院感科、护理部	**资料查阅：** 职能部门和相关部门根据对设备、耗材（消毒设备、设施的消毒灭菌效果、消毒剂的浓度和消毒效果、医用耗材的质量）监测发现的问题下发的整改通知，受检部门反馈的改进情况清单、改进后职能部门的追踪评价记录。	职能部门和相关部门针对设备（灭菌效果）、耗材（质量）监测发现的问题有无提出改进措施？有无针对改进后的效果开展追踪评价？

3.6 医疗废物管理

能力标准	评价要点	信息采集点	材料与核查	访谈要点
3.6.1 医疗废物和污水处理管理制度	【C】 1. 有医疗废物和污水处理管理规章制度和岗位职责； 2. 明确专(兼)职人员负责医疗废物和污水处理工作，上岗前经过培训。	后勤管理办	资料查阅： 1. 医疗废物管理制度、污水处理管理制度和相关人员岗位职责； 2. 负责医疗废物和污水处理专(兼)职工作人员名单和参加相关培训的记录。	工作人员是否知晓医疗废物和污水处理工作流程？医疗废物如何分类存放？操作时如何落实正确的个人防护？具体的工作职责有哪些？
	【B】符合"C"，并职能部门对制度与岗位职责落实情况开展监管，并有记录。	院感科	资料查阅： 职能部门针对医疗废物和污水处理过程中的制度与岗位职责落实情况，开展督导检查的记录。	职能部门针对(医疗废物、污水处理)制度与岗位职责的落实情况有无开展定期督导检查？有无检查记录？
	【A】符合"B"，并根据监管情况，对医疗废物和污水处理管理工作进行持续改进、追踪与成效评价，有记录。	后勤管理办	资料查阅： 针对医疗废物和污水处理工作发现的问题而下发的整改通知、受检部门反馈的改进情况清单、改进后职能部门的追踪评价记录。	根据督导检查发现的问题有无提出改进措施？有无针对改进后的效果开展追踪评价？

能力标准	评价要点	信息采集点	材料与核查	访谈要点
3.6.2 医疗废物处置和污水处理	【C】 1. 医疗废物分类收集，并与生活垃圾分开存放，医疗废物的处理符合《医疗废物处理条例》要求，有运行日志； 2. 建有污水处理设施并运转正常，有运行日志与监测的原始记录； 3. 医疗废物处理符合环保要求，无环保安全事故。	临床、医技科室1，后勤管理办2、3	**现场查看：** 1. 医疗废物源头分类情况、院内转运、暂存和交接等工作，查阅交接记录； 2. 污水处理设施，查看运行情况、运行日志和监测记录； **资料查阅：** 3. 第三方检测机构出具的水质监测报告。	访谈临床、医技科室医务人员：如何对医疗废物进行正确的分类处置？在处置医疗废物的过程中发生职业暴露该如何处置？ 访谈污水处理站工作人员：医院针对污水进行哪些方面的自行监测？每日监测几次？有无第三方检测机构出具的水质监测报告？
	【B】符合"C"，并定期开展医疗废物处置和污水处理的培训，并有记录。	院感科、后勤管理办、临床、医技科室	**资料查阅：** 医疗废物处置和污水处理的培训资料。	什么时间开展培训？培训的内容和具体要求分别是什么？
	【A】符合"B"，并 1. 医疗废物全部由医疗废物集中处置单位进行集中处置； 2. 定期对污水进行相关监测，并要求达标； 3. 有根据监管情况改进工作的具体措施并得到落实。	后勤管理办1、2、3	**资料查阅：** 1. 医疗废物终末处置服务协议和正常交接工作记录； 2. 查看水质监测报告（污水理化指标、生物性污染指标、生物学指标等监测指标）是否达标； 3. 根据相关部门监管情况，提出相关问题的改进措施，并体现改进效果的资料。	医疗废物交接人员是否知晓终末交接的内容和登记要点？污水处理工作人员有无根据相关部门监测，落实相应的改进措施？

3.7 放射防护管理

能力标准	评价要点	信息采集点	材料与核查	访谈要点
3.7.1 放射防护管理	【C】 1. 有院领导及专（兼）职人员组成的管理部门负责此项工作； 2. 职能管理部门和相关人员熟悉有关规定，能够履行相关制度和岗位职责； 3. 每年1次对放射设备及周围环境进行检测并达标，有警示标志； 4. 制定工作人员和受检人员放射防护制度并配备相应设施； 5. 每90天至少对放射工作人员进行1次个人剂量监测。	公共卫生科1、3、4、5，公共卫生科、后勤管理办、医学影像科2、4	资料查阅+现场查看： 1. 放射防护管理小组文件； 2. 放射防护管理制度及相关人员岗位职责； 3. 查看年度放射设备和环境检测报告、辐射安全警示标识； 4. 放射防护制度和防护用品清单，现场防护用品配备； 5. 放射工作人员个人剂量监测报告。	职能部门是否知晓放射防护管理制度及要求？放射工作人员是否知晓个人防护和患者防护方法？是否知晓如何正确佩戴个人剂量仪？
	【B】符合"C"，并有根据监管情况进行改进的措施并得到落实，有记录。	公共卫生科、医学影像科	资料查阅： 职能部门针对防护制度执行情况和防护设备配置与使用情况的督导检查记录，包括下发的整改措施，受检部门反馈的改进情况清单。	个人剂量仪有无定期交给相关部门导出检测数据？职能部门有无发现问题和提出改进措施？
	【A】符合"B"，并职能部门对设备检测、操作人员个人剂量监测结果进行定期分析，及时反馈和整改。	公共卫生科、医学影像科	资料查阅： 基于设备、环境检测，操作人员个人剂量监测情况的分析报告，职能部门针对存在的问题提出的整改措施；医学影像部门整改后反馈的改进情况清单。	放射工作人员是否知晓个人剂量监测结果和体检结果？异常指标如何处置？

能力标准	评价要点	信息采集点	材料与核查	访谈要点
	【C】 1. 有保障设备使用管理的相关制度和规范； 2. 对设备实行统一保养、维修、校验和强检； 3. 有设备使用情况的登记资料，信息真实、完善、准确。	医学影像科1、3，后勤管理办2	资料查阅： 1. 放射防护设备及设施管理制度和使用规范； 2. 设备维护保养、校验和强检记录和标识； 3. 设备使用情况记录。	放射医学设备有无经过定期校验和强检？日常维护保养的内容有哪些？多久维护一次？
3.7.2 放射防护设备管理	【B】符合"C"，并 1. 操作人员能执行日常保养和维护； 2. 有放射医学设备故障维修情况的分析报告，用于指导设备的规范使用。	医学影像科1，后勤管理办2	资料查阅： 1. 日常维护保养流程； 2. 放射医学设备故障维修情况的分析报告。	常见的设备故障原因有哪些？多久才能修复？
	【A】符合"B"，并有根据放射装置使用监管情况分析提出整改措施并得到落实。	后勤管理办	资料查阅： 职能部门针对放射装置使用监管发现的问题提出的改进措施，使用部门整改后反馈的改进情况清单。	职能部门监管放射装置使用时发现的问题有哪些？有无提出改进措施？有无整改后反馈的改进情况资料？

3.8 药事管理

能力标准	评价要点	信息采集点	材料与核查	访谈要点
3.8.1 药品管理	【C】 1. 设立药事与药物治疗管理组织，有相应的工作制度； 2. 有药品采购供应管理制度与流程，有药品储存相关制度并执行； 3. 疫苗的流通、储存、领发、登记及使用等符合有关规定； 4. 药品库存量及进出量、调剂室库存量及使用量定期盘点、账物相符； 5. 中药饮片相关管理制度健全，采购验收、储存、调剂、煎煮等符合相关规定； 6. 有优先配备和使用基本药物有关规定并执行。	药剂科	资料查阅： 1. 医院成立的药事管理与药物治疗学委员会的文件，管理组织章程、制度、职责； 资料查阅+现场查看： 2. 药品采购制度与流程，药品储存相关制度；现场查看药品储存及分区管理，易混淆药品摆放与统一标识，高警示药品摆放与统一标识，冷链药品的存放与温度监测记录； 资料查阅： 3. 疫苗的流通、储存、领发、登记及使用等相关制度，疫苗冷链系统温度监测记录； 4. 药品出、入库记录，定期盘点记录； 5. 中药饮片采购、验收、储存、调剂、煎煮等相关制度或流程； 6. 《国家基本药物处方集》、医院优先配备和使用基本药物的管理规定。	1. 医院有无药事管理与药物治疗学委员会？ 2. 药品是否经招标采购？药品储存有哪些设备与设施？有高警示药品吗？有无警示标识？有易混淆药品吗？有无警示标识？有冷链药品吗？温度是如何监测的？有无常温库和阴凉库？"麻、精"药品有无实行三级管理和"五专"管理制度与程序？能否溯源到患者？ 3. 各类疫苗的供应途径是什么？温度是如何监测的？医院存储疫苗的设备发生故障时怎么办？ 4. 库存药品有无定期盘点？账物是否相符？ 5. 如何防止中药调剂错误？煎药的流程是什么？煎煮后的药品如何标识？煎煮后的药品发药时怎样核对患者身份？ 6. 医院基本药物的使用比例是多少？

续表

能力标准	评价要点	信息采集点	材料与核查	访谈要点
	【B】符合"C",并 1. 实行药品采购、储存、供应计算机管理; 2. 根据药品用量、金额评估药品储备情况,药品储备适宜,与医院用药相衔接,满足临床用药需求。	药剂科	**现场查看:** 1. 药品管理信息系统; **资料查阅:** 2. 常备药品储备清单。	1. 药品管理有无信息化支持? 2. 药库是如何计划药品储备量的?库存周转率是多少日?
3.8.1 药品管理	【A】符合"B",并持续改进有成效,药品供应、质量和数量管理制度落实到位。	药剂科	**资料查阅:** 药品入库前验收制度、库存药品养护制度、库房定期盘点制度、库存药品质量巡检制度及上述制度对应的相关记录;体现药品管理成效的改进案例。	怎样对药品进行养护和质量检查?账物相符率是多少?有无体现药品管理成效的PDCA改进案例?

能力标准	评价要点	信息采集点	材料与核查	访谈要点
3.8.2 临床用药	【C】 1. 临床药物治疗遵循合理用药原则、药品说明书、临床诊疗指南及临床路径等相关规定; 2. 建立抗菌药物临床应用和管理实施细则及抗菌药物分级管理制度。	药剂科、医务科	资料查阅: 1. 临床合理用药管理制度,根据抗菌药物、激素类药物、麻醉药品、精神类药品、血液制品等药物临床应用指导原则制定的相关治疗管理规定与程序; 2. 抗菌药物临床应用和管理实施细则、抗菌药物分级管理制度及目录。	1. 临床药物治疗遵循什么原则和程序? 2. 如何落实抗菌药物临床应用和管理实施细则?不同级别的抗菌药物的处方权是如何规定的?
	【B】符合"C",并 1. 建立健全抗菌药物临床应用管理工作制度和监督管理机制; 2. 满足临床用药需求,有临床用药监控体系,有对超说明书用药的规范管理措施,有干预和改进措施。	药剂科、医务科	资料查阅: 1. 抗菌药物临床应用管理工作制度、抗菌药物处方权限制度、抗菌药物调剂资格管理制度、抗菌药物分级授权文件、电子处方权限控制;特殊使用级抗菌药物临床应用管理流程、审批表; 2. 处方(医嘱)点评制度、超说明书用药管理规定与程序,不合理用药干预制度与干预记录,处理与改进措施。	1. 针对抗菌药物,临床应用职能部门是怎样监管的? 2. 对超说明书用药是如何规定的?有无干预和改进措施?
	【A】符合"B",并职能部门对药物临床应用进行监测与评价,有持续改进的成效。	药剂科、医务科	资料查阅: 临床各科室抗菌药物使用率、使用强度监测统计表、Ⅰ类切口手术预防性抗菌药物使用率统计表、处方(医嘱)点评资料及公示资料、临床合理用药检查分析、总结(有条件的医院可使用药品用量动态监测及超常预警系统);体现合理用药管理成效的改进案例。	职能部门对临床合理用药,包括抗菌药物的使用是如何开展日常监测的?有无定期评价?有无改进措施?有无体现合理用药管理成效的改进案例?

续表

能力标准	评价要点	信息采集点	材料与核查	访谈要点
3.8.3 处方管理	【C】 1. 根据《处方管理办法》，制定本院处方管理实施细则，对注册执业(助理)医师处方权、医嘱或处方开具等有明确要求； 2. 按《医院处方点评管理办法(试行)》等文件的要求制定处方点评制度并实施； 3. 每月至少抽查50张门、急诊处方(含中药饮片处方)和10份出院病历进行点评。	药剂科	资料查阅： 1. 处方管理实施细则、医师处方签名备案表(含麻醉处方签名备案表、精神类处方签名备案表)； 2. 医院处方点评制度及奖惩办法； 3. 月处方点评记录。	1. 医院是否根据《处方管理办法》制定本院处方管理实施细则？有无医师处方签名备案表用以核查权限？ 2. 有无开展处方点评工作？ 3. 每个月的抽查门、急诊处方数量和出院病历数量是多少？全院临床科室抽样覆盖率是多少？
	【B】符合"C"，并 1. 处方评价结果纳入质量考核目标，实行奖惩管理； 2. 对不合理处方进行干预，并有记录可查。	药剂科	资料查阅： 1. 处方评价指标与处方点评结果、结果公示与结果奖惩资料； 2. 不合理处方干预记录。	1. 处方评价结果是否纳入质量考核目标？针对评价结果有无奖惩措施？ 2. 药房调剂人员一旦发现不合理处方应如何处置？
	【A】符合"B"，并有案例证实，根据点评结果，落实整改措施，持续促进合理用药。	药剂科	资料查阅： 职能部门下达的整改通知、被点评部门改进情况的反馈单；持续的月点评资料，并有数据显示合理用药率不断提高(PDCA案例)。	针对处方点评结果有无提出相应的整改措施？有无合理用药持续监测数据及案例显示临床改进的成效？

能力标准	评价要点	信息采集点	材料与核查	访谈要点
3.8.4 药品不良反应管理	【C】 1. 有药品不良反应与药害事件监测报告管理制度与程序； 2. 医师、药师、护士及其他人员相互配合对患者用药情况进行监测，并有记录； 3. 制定严重药品不良反应或药害事件处理办法和流程，并按规定上报卫生行政部门和药品监督管理部门。	药剂科	资料查阅： 1. 药品不良反应与药害事件监测报告管理制度与程序； 2. 药物不良反应报告表及用药错误记录本； 3. 严重药品不良反应或药害事件处理办法和流程、上报记录。	1. 有无药品不良反应与药害事件监测报告管理制度与程序？ 2. 有无日常监测记录？ 3. 发生严重药品不良反应或药害事件时应如何处理？向谁报告？有无应急预案？
	【B】符合"C"，并 1. 有药品不良反应与药害事件报告的奖惩措施； 2. 建立药品不良反应或药害事件报告数据库或台账。	药剂科	资料查阅： 1. 药品不良反应与药害事件上报奖励措施； 2. 药品不良反应及药害事件报告数据库或台账。	1. 有无鼓励上报药品不良反应与药害事件的激励措施？ 2. 有无药品不良反应及药害事件报告台账（或数据库）？
	【A】符合"B"，并对药品不良反应或药害事件进行及时调查、分析，有整改措施。	药剂科	资料查阅： 药品不良反应或药害事件调查分析表、职能部门下达的整改通知、上报部门改进情况的反馈单。	发生药品不良反应或药害事件后有无派专人调查分析？有无提出整改措施？

3.9 公共卫生管理

能力标准	评价要点	信息采集点	材料与核查	访谈要点
3.9.1 建立健全公共卫生管理制度	【C】 1. 明确公共卫生服务项目管理科室和责任人，有年度工作计划和总结； 2. 制定本机构公共卫生服务工作制度和绩效考核与经费分配方案； 3. 制定突发公共卫生事件的应急预案； 4. 按规定向卫生行政部门、专业公共卫生机构如实完整地报送相关服务数据。	公共卫生科	1. 部门职责与科室人员分工，年度工作计划与年度总结； 2. 公共卫生服务工作制度和绩效考核与经费分配方案； 3. 突发公共卫生事件的应急预案； 4. 相关月统计报表和审核报送流程。	针对公共卫生服务项目是否有内部责任分工？有无制订年度工作计划？有无突发公共卫生事件的应急预案？公共卫生服务项目的相关月报表是如何收集和统计数据的？请描述具体的上报流程。
	【B】符合"C"，并 1. 年度公共卫生服务工作总结内容充实、有分析评价。 2. 开展居民调查，了解服务对象对公共卫生服务项目的知晓率和获得感。	公共卫生科	资料查阅： 1. 年度公共卫生服务工作总结及分析评价； 2. 居民调查问卷和统计分析统计。	根据调查，辖区居民对公共卫生服务项目的知晓率是多少？
	【A】符合"B"，并针对存在的问题有持续改进措施并跟踪管理。	公共卫生科	资料查阅： 针对居民调查问卷存在问题的整改措施、整改后反馈的改进情况清单、职能部门的跟踪评价记录。	针对居民调查问卷存在的问题有无整改措施？整改后职能部门有无后续的跟踪评价？

能力标准	评价要点	信息采集点	材料与核查	访谈要点
3.9.2 落实村卫生室公共卫生服务任务与经费补偿	【C】 1. 有基本公共卫生服务项目绩效考核实施方案，原则上每季度对村卫生室考核 1 次； 2. 考核结果与资金分配挂钩，按照要求落实 40%左右村卫生室公共卫生服务任务与经费补偿。	公共卫生科 1，财务科 2	资料查阅： 1. 基本公共卫生服务项目绩效考核实施方案； 2. 考核结果与资金分配的实施记录。	基本公共卫生服务项目绩效考核多久实施一次？考核结果与资金分配挂钩吗？如果是，那落实了吗？
	【B】符合"C"，并考核内容完整，考核指标涵盖考核对象承担的各项服务。	公共卫生科	资料查阅： 考核指标设定及考核记录。	考核指标具体有哪些？
	【A】符合"B"，并考核实施方案中对考核结果的应用方式具有可操作性。	公共卫生科	资料查阅： 考核结果与资金分配方面转换应用方式。	方案是否具有可操作性？

第四章 综合管理

4.1 党建管理

能力标准	评价要点	信息采集点	材料与核查	访谈要点
4.1.1 党的组织建设	【C】 1. 成立党的组织，按期换届； 2. 严格党的组织生活，落实"三会一课"制度，按要求召开民主生活会、组织生活会和党建述职，认真开展党的各类主题学习教育实践活动； 3. 严格落实党务公开，按时足额缴纳党费。	党办	资料查阅： 1. 党组织换届选举通知、会议记录、选举结果的请示、上级党组织批复函； 2. "三会一课"制度及会议与党课记录； 3. 党务公开制度及所公开内容的登记，党员手册。	1. 所在党组织是何时换届的？是否经过选举并经上级党组织批复？ 2. 有无开展"三会一课"的相关记录？ 3. 有无党务公开制度？党务公开的主要内容有哪些？党员是否按月足额缴纳党费？
	【B】符合"C"，并 1. 实现党务工作与业务工作相结合； 2. 定期组织开展党建主题日活动，有活动记录和照片。	党办	资料查阅： 1. 关键岗位谈心谈话记录； 2. 党建主题日活动记录和照片。	党务工作与业务工作日常是如何相结合的？有无定期组织开展党建主题日活动？
	【A】符合"B"，并党的基层组织获得县(区、市)级及以上先进基层党组织或支部内党员获得县(区、市)级及以上优秀共产党员荣誉。	党办	资料查阅： 党组织获得县(区、市)级及以上先进基层党组织表彰文件或党员获得县(区、市)级及以上优秀共产党员表彰文件。	党组织或党员是否获得上级(县级及以上)党组织表彰？

能力标准	评价要点	信息采集点	材料与核查	访谈要点
4.1.2 党风廉政 建设	【C】 1. 落实党风廉政建设主体责任，建立健全岗位风险分级和监管等制度； 2. 定期开展党风党纪教育、廉政警示教育活动； 3. 贯彻落实中央"八项规定"精神，驰而不息反对"四风"； 4. 落实"三重一大"集体决策制度。	党办	资料查阅： 1. 党风廉政建设主体责任制度、岗位风险分级和防控措施； 2. 开展党风党纪教育、廉政警示教育活动记录； 3. 落实"八项规定"及反对"四风"结合实际制定的具体细化措施； 4. "三重一大"集体决策制度与"三重一大"会议记录。	有无定期开展党风党纪教育、廉政警示教育活动？有无"三重一大"集体决策制度与会议记录？
	【B】符合"C"，并重点风险岗位制度完善、有监督机制，提醒管理常态化。	党办	资料查阅： 重点风险岗位防控制度、重点风险岗位谈心谈话记录。	重点风险岗位防控制度有哪些？针对重点风险岗位有无定期提醒或谈心谈话记录？
	【A】符合"B"，并党风廉政建设获得县(区、市)级及以上相关部门的表扬和肯定。	党办	资料查阅： 党风廉政建设获得上级相关部门(县级及以上)表扬和肯定的文件或会议纪要。	有无党风廉政建设获得上级相关部门(县级及以上)的表扬和肯定的相关文件或纪要？

4.2 人员管理

能力标准	评价要点	信息采集点	材料与核查	访谈要点
4.2.1 绩效考核制度	【C】 1. 建立人力资源管理制度，包括考核、培训、继续教育等； 2. 有基于医德医风、服务质量和数量并综合考虑岗位、技术、资历、风险和政策倾斜的绩效考核方案； 3. 绩效考核公平、公开、公正，考核结果与岗位聘用、职称晋升、个人薪酬挂钩。	人事科、财务科	**资料查阅：** 1. 人力资源管理相关制度； 2. 绩效考核方案； 3. 绩效考核结果综合运用资料。	1. 医院制定的人力资源管理制度有哪些？ 2. 有无绩效考核方案？ 3. 绩效考核结果有没有与岗位聘用、职称晋升、个人薪酬挂钩？
	【B】符合"C"，并 1. 绩效分配方案体现多劳多得、优绩优酬，向重点工作岗位倾斜，合理拉开差距； 2. 对绩效考核方案动态调整，考核公平合理。	财务科	**资料查阅：** 月度绩效核算分配一览表。	1. 绩效分配方案有无体现多劳多得和向重点工作岗位倾斜？ 2. 绩效考核方案有无动态调整，体现公平合理？
	【A】符合"B"，并用信息化手段开展绩效考核。	财务科	**现场查看：** 绩效核算信息化软件。	绩效考核中有无信息化支持？

能力标准	评价要点	信息采集点	材料与核查	访谈要点
	【C】 1. 制定卫生院人才培养发展计划； 2. 每年组织卫生技术人员(至少1名)到县级以上医疗卫生机构进修； 3. 做好专业技术人员岗前培训，新员工须经卫生法律法规培训后方可上岗。	人事科	资料查阅： 1. 医院人才培养发展计划； 2. 卫技人员对外派出进修一览表及外出进修鉴定表； 3. 新员工岗前培训资料。	有无医院人才培养发展计划？每年到县级以上医疗卫生机构进修的人员有几名？针对新员工有无开展岗前培训和卫生法律法规培训？
4.2.2 人才队伍建设	【B】符合"C"，并 1. 人才梯队建设合理，满足卫生院持续发展需要，按规定选派符合条件的临床医师参加住院规范化培训或助理全科医生培训； 2. 在岗人员按照规定完成医学继续教育要求的相应学分，学分达标率≥80%。	人事科	资料查阅： 1. 人才梯队一览表、参加住院规范化培训或助理全科医生培训相关资料； 2. 年度在岗人员医学继续教育学分统计表。	人员职称系列高、中、初人员的配置比例目前是多少？每年是否选派临床医师参加住院规范化培训或助理全科医生培训？在岗人员取得医学继续教育学分，目前达标人员的比例是多少？
	【A】符合"B"，并 1. 有人才引进优惠政策； 2. 在岗人员按照规定完成医学继续教育要求的相应学分，学分达标率≥90%。	人事科	资料查阅： 1. 医院人才引进文件； 2. 年度在岗人员医学继续教育学分统计表。	医院针对人才引进有无优惠政策文件？

4.3 财务管理

能力标准	评价要点	信息采集点	材料与核查	访谈要点
4.3.1 财务管理	【C】 1. 根据相关法律法规的要求，制定符合实际的财务管理制度，加强预算管理； 2. 全面落实价格公示制度，收费价格透明； 3. 健全固定资产管理制度，有固定资产明细目录，台账完整，账物相符； 4. 财务人员配置到位，财务集中核算管理的机构配备经过培训合格的报账员。	财务科	资料查阅： 1. 医院制定的财务管理制度、预算管理制度、评审前1年的预算编制、收支预算报告、预算审批、调整的相关资料； 2. 医院价格公示制度、价格管理工作流程； 3. 固定资产管理制度、固定资产明细； 4. 抽查财务人员的会计证或培训证。	1. 制定了哪些财务管理制度？是否开展了预算管理？ 2. 有无价格公示制度？是通过何种方式向患者公示的？ 3. 有无专(兼)职人员管理固定资产，是否每年进行盘点？账物是否相符？ 4. 专职财务人员有几名？是否经过培训？
	【B】符合"C"，并 1. 认真执行卫生院财务年度预算，定期进行经济(财务)运行分析，有分析报告； 2. 有内部监督制度和经济责任制，定期开展财务管理制度培训。	财务科	资料查阅： 1. 按照预算、预算执行的有关要求，制作预算分解方案，预算执行分析报告、决算报告； 2. 医院制定的财务内部监管制度和经济责任追究制度，以及相关财务管理制度培训记录。	1. 是否正常执行财务年度预算？有无预算执行分析报告、决算报告？ 2. 财务管理人员有无定期开展财务管理制度培训？
	【A】符合"B"，并有定期财务管理总结分析报告，健全固定资产管理制度，持续改进财务工作。	财务科	资料查阅： 月度、季度、年度财务报告；改进财务管理工作并取得成效的PDCA案例。	有无月度、季度、年度财务报告？有无持续改进财务工作并已取得成效的案例？

4.4 后勤管理

能力标准	评价要点	信息采集点	材料与核查	访谈要点
4.4.1 后勤安全保障	【C】 1. 有水、电、气、电梯等后勤保障和消防安全管理制度,有明确的故障报修、排查、处理流程; 2. 水、电、气供应的关键部位和机房有规范的警示标识,定期进行检查、维护和保养; 3. 制订耗材、物资和设备采购计划,加强后勤物资管理。	后勤管理办、保卫科	资料查阅: 1. 医院制定的水、电、气、电梯等后勤保障相关制度与操作规范,应急预案和处理流程;消防安全管理制度、教育制度和应急预案; 现场查看+资料查阅: 2. 关键部位和机房的警示标识、定期巡检记录、日常维护保养记录; 3. 耗材、物资和设备招标采购制度,以及上述物品采购计划、审批、招标、验收、入库、库管、出库等相关管理制度与流程。	1. 有无后勤保障相关制度与操作规范?有无日常故障报修处理流程? 2. 机房的设备有无定期巡检记录和日常维护保养记录? 3. 耗材、物资和设备是否遵循招标采购制度?有无具体的采购流程和入出库记录?
	【B】符合"C",并 1. 有节能降耗、控制成本的计划、措施与目标并落实到相关科室; 2. 有后勤安全保障应急预案,并组织演练。	后勤管理办、保卫科	资料查阅: 1. 年度节能降耗、控制成本的计划、措施与目标;并抽取其中某项计划、措施,核实落实情况; 2. 根据风险识别制订各项后勤保障应急预案、消防与安全保卫应急预案及组织开展预案演练的记录。	1. 医院采取哪些措施节能降耗、控制成本? 2. 后勤保障管理方面制订了哪些应急预案?安全保卫管理和消防管理方面制订有哪些应急预案?这些预案是否演练过?有无演练记录?
	【A】符合"B",并根据演练效果和定期检查情况,制定改进措施并落实。	后勤管理办、保卫科	资料查阅: 1. 演练效果评价记录; 2. 职能部门定期检查记录及下达的整改通知、受检部门改进情况的反馈单。	针对演练效果评价和职能部门定期检查情况,有无具体的改进措施?改进措施是否被落实?

4.5　信息管理

能力标准	评价要点	信息采集点	材料与核查	访谈要点
4.5.1 信息系统建设	【C】 1. 制定保障卫生院信息系统建设、管理和信息资源共享的相关制度； 2. 设置信息化管理专(兼)职机构或人员； 3. 建立财务、药房、门诊、住院、检验、放射等信息系统，满足基本医疗和公共卫生服务功能需求； 4. 定期召开信息化建设专题会议，建立信息使用与信息管理部门沟通协调机制。	信息科	资料查阅： 1. 医院信息系统建设、管理和信息资源共享的相关制度； 2. 信息化管理专(兼)职人员资质(复印件)； 3. 现场查看信息化支撑满足服务功能情况； 4. 信息化建设专题会议记录、与使用部门沟通协调会议制度、沟通协调会议记录。	1. 有无信息化管理相关制度？ 2. 有无信息化管理专(兼)职人员？ 3. 信息化建设是否满足财务、药房、门诊、住院、检验、放射等日常工作需要？是否满足基本医疗和公共卫生服务功能需要？ 4. 有无定期召开信息化建设专题会议？有无就信息建设和使用定期召开多部门沟通协调会？
	【B】符合"C"，并 1. 机构内医疗、健康档案、公共卫生、检查检验等信息互联互通； 2. 信息系统支持运行、管理、监管及签约服务等业务。	信息科	现场查看： 1. 基于电子病历的CIS系统、健康档案软件、公共卫生软件、LIS系统、PACS系统等信息化服务功能情况； 2. 查看其他运行、管理、服务软件运用和支持情况。	1. 支持医疗服务功能和公共卫生服务功能的软件有哪些？ 2. 支持运行、管理、监管及签约服务的软件有哪些？
	【A】符合"B"，并 1. 信息系统支持双向转诊和远程医疗的开展； 2. 系统具备临床决策支持功能； 3. 建立统一的基层医疗卫生机构信息系统，部署在县级及以上全民健康信息平台。	信息科	现场查看： 1. 双向转诊和远程医疗软件运用和支持情况； 2. 现场查看信息化平台支持功能； 3. 现场查看部署在基层医疗卫生机构的信息平台系统使用情况。	1. 有无双向转诊和远程医疗信息系统？ 2. 对临床决策提供支持的软件有哪些？ 3. 医院安装并使用了哪些统一部署在基层医疗卫生机构的信息平台系统？有无健康管理信息平台？

续表

能力标准	评价要点	信息采集点	材料与核查	访谈要点
	【C】 1. 有加强信息安全的相关制度； 2. 有保障信息系统安全措施和应急处理预案，实现网络运行监控，有防病毒、防入侵措施； 3. 有信息网络运行、设备管理和维护，系统更新、增补记录。	信息科	**资料查阅+现场查看：** 1. 信息安全相关制度（包括机房）； 2. 信息系统安全措施和应急处理预案、网络运行监控系统及防火墙； **资料查阅：** 3. 系统运行记录、系统管理和维护记录、工作日志。	1. 有无信息安全管理制度？ 2. 有无信息系统安全措施和应急处理预案？ 3. 有无系统运行记录、系统管理和维护记录、工作日志？
4.5.2 信息安全	【B】符合"C"并 信息安全采用身份认证、权限控制，保障网络信息安全和病人隐私。	信息科	**现场查看：** 密码登录功能、信息系统使用权限管理功能。	系统设置有无密码登录功能？系统有无使用权限方面的设置？
	【A】符合"B"并 1. 有信息安全运行应急演练； 2. 具有防灾备份系统。	信息科	**资料查阅：** 1. 信息系统应急预案演练记录； 2. 系统数据备份记录。	针对信息系统应急预案有无开展演练？系统数据是如何防灾备份的？多久备份一次？

4.6　行风建设管理

能力标准	评价要点	信息采集点	材料与核查	访谈要点
4.6.1 医德医风建设	【C】 1. 加强医德医风建设，建立医德考评公示制度； 2. 医德考评结果与医务人员晋职晋升、评先评优、绩效工资等衔接； 3. 设置投诉电话或举报箱，及时处理群众投诉。	党办	**资料查阅：** 1. 医德医风考评办法、医德考评公示制度、医德医风档案； 2. 医德医风考评结果公示表及结果运用相关资料； 3. 现场查看公布的投诉电话及设置或举报箱，接待部门的投诉登记本。	1. 年度医德考评结果公示了吗？医德考评结果有无进入员工医德医风档案？ 2. 医德考评结果是否与员工的晋职晋升、评先评优、绩效工资挂钩？ 3. 有无投诉管理办法和投诉处理流程？投诉的调查处理结果是否按时向投诉者反馈？举报箱多久开箱一次？每次开箱是几人到场？
	【B】符合"C"，并医德医风建设有成效，对优秀科室及先进个人，制定有宣传、表彰、奖励措施并落实。	党办	**资料查阅：** 医德医风奖惩资料、表彰及宣传报道资料。	医德医风奖惩措施是如何落实的？
	【A】符合"B"，并卫生院行风建设有成效，相关工作得到县(区)级及以上政府相关部门表彰。	党办	**资料查阅：** 行风建设表彰文件(县、区级及以上表彰)	有无行风建设表彰(县、区级及以上)的文件？

4.7 乡村卫生服务一体化管理

能力标准	评价要点	信息采集点	材料与核查	访谈要点
4.7.1 乡村卫生服务一体化管理	【C】 1. 实施辖区内乡村卫生服务一体化管理； 2. 承担对村卫生室的业务指导、考核和乡村医生业务培训。	公共卫生科	资料查阅： 1. 辖区乡村卫生服务一体化管理组织构架图； 2. 对村卫生室的业务指导活动记录、绩效考核办法、绩效考核资料和对乡村医生开展业务培训的资料。	1. 辖区内乡村卫生服务一体化管理的村卫生室有几个？ 2. 对村卫生室有无开展业务指导和绩效考核？每年对乡村医生开展几次业务培训？
	【B】符合"C"，并组织乡村医生每月召开例会，并有记录。	公共卫生科	资料查阅： 组织乡村医生每月召开例会的记录。	是否每月组织乡村医生召开例会？
	【A】符合"B"，并卫生院定期对村卫生室工作情况进行检查，并督促持续改进。	公共卫生科	资料查阅： 定期检查记录及下达的整改通知、受检村卫生室改进情况的反馈清单。	是否定期对村卫生室工作情况开展督导检查？有无检查记录？针对问题有无改进和反馈？

4.8 分工协作管理

能力标准	评价要点	信息采集点	材料与核查	访谈要点
4.8.1 分工协作	【C】 1. 建立分工协作制度，与其他医疗卫生机构建立长期稳定的协作机制； 2. 以业务、技术、管理等为纽带，探索建立包括医疗联合体、医共体、双向转诊在内的多种分工协作模式。	医务科	资料查阅： 1. 与上级医疗机构签订的医疗协作(合作)协议； 2. 分工协作的具体模式或方案。	有无与其他医疗卫生机构建立长期稳定的协作机制？具体是何种协作方式？
	【B】符合"C"，并通过分工协作，卫生院服务能力得到提升。	医务科	资料查阅： 业务、技术或管理能力得到提升的案例。	通过协作，具体哪方面服务能力可得到提升？
	【A】符合"B"，并取得良好的社会效益和经济效益，群众满意度得到提升。	医务科	资料查阅： 1. 群众满意度调查或第三方机构所做的满意度调查资料； 2. 医院不同年度门诊人次、出院人次、经济收益比较的相关分析资料。	1. 有无做群众满意度调查或第三方机构满意度调查？满意度与同期相比提高了多少？ 2. 工作量提高了多少？在工作量提高的基础上，收益增加了多少？

附录1 释义参考

1.2.3 预防接种门诊达到当地规范化门诊建设标准。因各地建设标准规定不一，《国务院办公厅关于进一步加强疫苗流通和预防接种管理工作的意见》（国办发〔2017〕5号）其中规定如下：

（二）加强接种单位规范化建设。各地区要结合本地区实际，依法推进接种单位规范化建设，规范接种单位设置、人员资质、预防接种设施条件、冷链管理、疑似预防接种异常反应监测处理以及预防接种告知、记录、报告和宣传工作等。接种单位应当在接种场所显著位置公示使用的疫苗品种、禁忌、接种方法、一般反应和异常反应，以及第二类疫苗的价格和接种服务收费标准。

1.2.4 计划生育科达到规范化设置。参照原国家计划生育委员会关于印发《从事计划生育技术服务的机构设置标准》的通知（国计生发〔2001〕150号），有关规范化设置要求如下：

一、乡级计划生育技术服务机构设置标准

（一）基本服务能力：计划生育技术咨询、指导，药具发放，避孕节育医学检查，放、取宫内节育器（IUD）。

（二）工作场所和工作用房基本要求

1. 技术服务用房建筑面积在60平方米以上；

2. 手术室远离茅厕、垃圾堆、畜厩、污水沟等污染源；

3. 有诊室、咨询室、妇检室、手术室、药具室、观察室，其中手术室和妇检室必须分设；

4. 手术室面积12~16平方米，手术间水磨石或地砖地面，墙面和天花板及边角光滑便于清洁消毒，空气流通，光线充足；毛玻璃窗户，活动门，有纱窗和纱门，手术间内不设洗手池。手术间外设缓冲区，有上下水道、水龙头和刷手池；必要时应有取暖和降温设施。有必要的辅助用房。

（三）基本设备

1. 手术及消毒灭菌设备：妇科手术床、单头冷光手术灯、紫外线消毒车（灯）、手术器械柜、移动器械台、高压消毒锅、妇科冲洗设备、术前洗手设备、浸泡器械桶、敷料柜、输液器具、放（取）宫内节育器包、手术圆凳、污物桶、术后休息床；

2. 诊断及检验设备：B超、妇科检查床、生物显微镜及其他血、尿常规检验器材；

3. 治疗及其他设备：妇科病治疗(理疗)仪；

4. 避孕药具专柜；

5. 必要的宣传品和咨询挂图、模型。

(四)人员配备

1. 技术人员配备2～4名，其中至少有1名具备医学专业中专或中专以上学历，并已具备执业助理医师资格；

2. 所有技术服务人员应当具备与所从事的服务类别相符的执业资格。

(五)规章制度

1. 有保证受术者安全和服务质量的各项规章制度，包括消毒、抢救、转诊等制度及人员岗位责任制；

2. 计划生育技术服务规范、行为准则、技术操作常规、规程及有关卫生技术标准等，文书齐全并成册可用；

3. 有必要的人事、财务和药、械管理制度。

(六)注册资金到位，数额由各省、自治区、直辖市计划生育行政部门确定。

(七)申请人有承担民事责任的能力和资格。

二、县级计划生育技术服务机构设置标准

(一)基本服务能力：计划生育技术咨询、指导，药具发放，避孕节育医学检查，放、取宫内节育器(IUD)，人工流产术(10周以内)，输卵(精)管结扎术。

(二)工作场所和工作用房基本要求

1. 工作用房建筑面积一般应在800平方米以上；

2. 交通便利，环境无污染；

3. 设诊室、咨询室、妇检室、医学影像室、生化检验室、药房、康复室(不少于10张床)，分设门诊手术室和住站(院)手术室；

4. 门诊手术室符合放置宫内节育器(IUD)和人工流产术的要求(参见乡级标准)；

5. 住站手术室设有手术间、缓冲间、洗手间、更衣间；手术间面积为15～20平方米，水磨石或地砖地面，墙面贴瓷砖，地角和天花板光滑便于清洁消毒，通风良好，光线充足；毛玻璃窗户，弹簧活动门，有纱窗和纱门；工作人员、受术者通道分开；洗手间有2个以上水龙头；必要时应有取暖和降温设施；

6. 业务科室、医技科室的建筑布局、人物流向合理；

7. 有满足拟开展业务要求的其他工作用房。

(三)基本设备

1. 手术及消毒灭菌设备：妇科手术床、四孔以上无影灯、单头冷光手术灯、电动吸引器、专用电动人流吸引器、手术器械柜移动器械台、一定数量的计划生育手术器械包(放(取)宫内节育器包、人工流产包、输卵管结扎包、输精管结扎包等)、导尿包、妇科手术器械包、剖腹探查包、高压灭菌设备、空气消毒设备(紫外线消毒灯或消毒车)、必备的抢救设施及备用物品(血压计、体温计、听诊器、注射器、输液设备、输氧设备、抢救药品)术前洗手设备、术后休息床；

2.辅助诊断设备：妇科检查床、台式线阵B超、乳腺诊断仪；

3.实验室检验设备：冰箱、离心机、巴氏细胞染色设备、生物显微镜及其他血、尿常规检验设备；

4.治疗设备及其他用品：妇科病治疗(理疗)仪、常用药品、避孕药具专柜。

(四)人员配备

有专门从事所申报计划生育技术服务项目的专业技术人员10~15人，其中至少有2名具备执业医师资格；所有技术服务人员应当按规定取得与所从事的服务类别相符的执业资格。

(五)规章制度

1.有保证受术者安全和服务质量的各项规章制度，包括消毒、抢救与转诊制度及人员岗位责任制；

2.计划生育技术服务规范、行为准则、技术操作常规及有关卫生技术标准等，文书齐全并成册可用；

3.有必要的人事、财务和药、械管理制度。

(六)注册资金确实到位，数额由各省、自治区、直辖市计划生育行政部门确定。

(七)申请人有承担民事责任的能力和资格。

三、市(地)级以上计划生育技术服务机构参照县级计划生育技术服务机构设置标准执行。

1.3.3 参照原卫生部《医疗机构基本标准(试行)》(卫医发〔1994〕第30号)要求配备相关设备。有关一级综合医院设置要求如下：

一、床位：住院床位总数20~99张。

二、科室设置：(一)临床科室：至少设有急诊室、内科、外科、妇(产)科、预防保健科；(二)医技科室：至少设有药房、化验室、X光室、消毒供应室。

三、人员：(一)每床至少配备0.7名卫生技术人员；(二)至少有3名医师、5名护士和相应的药剂、检验、放射等卫生技术人员；(三)至少有1名具有主治医师以上职称的医师。

四、房屋：每床建筑面积不少于45平方米。

五、设备：

(一)基本设备：心电图机、洗胃器、电动吸引器、呼吸球囊、妇科检查床、冲洗车、气管插管、万能手术床、必要的手术器械、显微镜、离心机、X光机、电冰箱、药品柜、恒温培养箱、高压灭菌设备、紫外线灯、洗衣机、常水、热水、蒸馏水、净化过滤系统；

(二)病房每床单元设备：床1张、床垫1.2条、被子1.2条、褥子1.2条、被套2条、床单2条、枕芯2个、枕套4个、床头柜1个、暖水瓶1个、面盆2个、痰盂或痰杯 1 个、病员服 2 套；

（三）有与开展的诊疗科目相应的其他设备。

六、制定各项规章制度、人员岗位责任制，有国家制定或认可的医疗护理技术操作规程，并成册可用。

七、注册资金到位，数额由各省、自治区、直辖市卫生行政部门确定。

1.3.4　无害化卫生厕所：是指符合卫生厕所的基本要求，具有粪便无害化处理设施、按规范进行使用管理的厕所。卫生厕所要求有墙、有顶，贮粪池不渗、不漏、密闭有盖，厕所清洁、无蝇蛆、基本无臭，粪便必须按规定清出。

医院门诊叫号系统：对医院环境、就诊流程、工作流程的大量调研开发出的一套由计算机进行就诊管理的系统。该系统可很好地解决病人就诊时排队的无序、医生工作量的不平衡、环境的嘈杂等问题。医生只需简单按一下呼叫终端的呼叫键就可按序呼叫病人前来就诊，避免人工排队叫号。

2.1.1　慢性病管理：主要工作内容如下：

1. 设专（兼）职人员管理慢性病工作，建立辖区慢性病防治网络，制订工作计划。

2. 对辖区高危人群和重点慢性病定期筛查，掌握慢性病的患病情况，建立信息档案库。

3. 对人群重点慢性病分类监测、登记、建档、定期抽样调查，了解慢性病发生、发展趋势。

4. 针对不同人群开展健康咨询及危险因素干预活动，举办慢性病防治知识讲座，发放宣传材料。

5. 对本辖区已确诊的三种慢性病（高血压、糖尿病、慢性呼吸系统疾病）患者进行控制管理。为慢性病患者建立健康档案，实行规范管理，跟踪随访，详细记录。

6. 建立相对稳定的医患关系和责任，以保证对慢性病患者的连续性服务。

7. 村医医生及卫生院坐诊医生发现上述各类慢性病时，及时上报。

2.1.3　家庭医生签约服务：详见国务院医改办、原国家卫生和计划生育委员会、国家发展改革委、民政部、财政部、人力资源社会保障部、国家中医药管理局联合发布的《关于印发推进家庭医生签约服务指导意见的通知》（国医改办发〔2016〕1 号），具体要求如下：

转变基层医疗卫生服务模式，实行家庭医生签约服务，强化基层医疗卫生服务网络功能，是深化医药卫生体制改革的重要任务，也是新形势下更好维护人民群众健康的重要途径。推进家庭医生签约服务是建立分级诊疗制度的关键。推进家庭医生签约服务工作重点要解决好"两个积极性"问题：一是要调动群众参与签约服务的积极性。鼓励各地结合实际，为签约居民提供预约门诊、优先转诊、慢性病长处方、家庭护理、健康管理等差异化服务措施。在医保方面，通过提高报销比例、连续计算起付线等医保优惠措施，引导居民主动签约。同时，要不断改善基层服务条件，加强基层与医院的上下联动，让签约居民就近享有优质医疗服务。启动基层医疗卫生服务能力提升年活动，开展建设让群众满意的乡镇卫生院和优质服务示范社区卫生服务中心工作，进一步提升基层服务能力，增强老百姓的信任度。二是要调动医务人员开展签约服务的积极性，围绕"两个允许"完善绩效工资制度，允许医疗卫生机构突破现行事业单位工资调控水平，允许医疗服务收入扣除成本并按规定提取各项基金后主要用于人员奖励，充分发挥绩效分配制度的正向引导作用。在编制、人员聘用、在岗培训、评奖推优、职称晋升等方面重点向承担签约服务工作的人员倾斜，为家庭医生创造良好的职业发展环境。

2.1.4 双向转诊："双向转诊"制度的关键是规范化的管理，同时要做到区域卫生资源的合理规划。合理地利用资源，按照社区人口密度，根据当地发病率，并根据当地的医疗资源条件来定，要保证社区医院有相当数量的病人转给对口医院。如对社区医疗站设备技术不足的、不能处理的病例，由全科医生负责会诊、转诊；向专科医院医生提供病人的健康资料，包括病史、临床检查资料等；对转诊病人进行随访，随时与专科医生联系，掌握病人在转诊治疗期间的治疗情况以及病情的发展变化；病人结束在专科医院的治疗后，要求专科医院提供转诊期间治疗及用药情况，并把病人转回到社区医疗站，作到双向转诊。

2.1.5 远程医疗服务：是指医疗机构之间利用通信技术、计算机及网络技术，与医疗技术相结合而开展的异地、交互式的指导、检查、诊断、治疗等医疗会诊活动的行为。远程医疗服务包括远程医学咨询、远程会诊、远程手术、远程医学教育培训、远程学术交流在内的各类服务。

2.2.1.2 多学科协作：多学科协作诊疗模式是针对疾病，由临床多个学科，通过跨学科综合讨论后制定出最优化治疗方案的临床治疗模式。通常是指来自两个以上相关学科，一般包括多个学科的专家，形成相对固定的专家组，针对某一器官或系统疾病，通过定期、定时、定址的会议，提出诊疗意见的临床治疗模式。这种崭新的临床医学模式的建立为医疗模式和医院治理带来了新思路。

2.2.1.6 全科医疗服务：全科医疗是以社区为定向的医疗服务。强调全科医生既服务于个人、也服务于群体，既服务于病人、也服务于健康人群，它的服务目标主要是社区范围内的一切卫生问题及卫生管理问题，主要涉及一、二级医疗预防问题，可设置观察治疗室及个别床位。全科医疗以人的健康为中心，综合了生物-心理-社会科学的立体思维，全面对待人的躯体、精神疾患和社会适应不良的困惑，并照顾家庭和社区的环境。全科医疗是一种协作式的医疗服务，就诊不受时间、地点和科别的限制，无论是躯体、心理或人际关系的问题，都能得到便捷和周到的服务，并且必要时还可以动用社区资源为患者排忧解难，或转介到专科或上一级医院，不单是只解决疾病问题，全科医疗将其范围扩大到与疾病相关的一切困难，如经济、护理照顾等问题。全科医疗是一种人格化的医疗保健，是一种持续性的医疗照顾，进行前瞻性的预防和照顾，强调人是一个整体，人体的内部环境和外界环境相互关系，始终处于动态平衡的状态。

2.2.1.5 产前检查：落实孕期一般检查。

孕期	孕早期		孕中期				孕晚期		
月份	2个月	3个月	4个月	5个月	6个月	7个月	8个月	9个月	10个月
检查次数	初诊，早孕检查		初查		每4周检查1次		每2周检查1次		每周检查1次
体格检查	妇科检查		身高	/			/		/
			体重	体重			体重		体重
			血压	血压			血压		血压
			宫高	宫高			宫高		宫高
			腹围	腹围			腹围		腹围
			浮肿	浮肿			浮肿		浮肿
			胎心	胎心			胎心		胎心
实验室检查	尿常规		尿常规		血液检查(肝肾功能、唐氏筛查、TORCH检查等)		尿常规		尿常规
	血常规		血液检查				血液检查		血液检查
	白带常规		/				/		根据医生建议
	梅毒筛选		/				/		
	HIV筛选		内诊				/		
辅助检查	B超		ECG		/		ECG		胎心监护
			B超		B超		B超		/
			/		/		骨盆内诊		/

2.2.1.7 中医治未病："上医治未病"最早源自于《黄帝内经》所说："上工治未病，不治已病，此之谓也"。"治"，为治理管理的意思。"治未病"即采取相应的措施，防止疾病的发生、发展。其在中医中的主要思想是：未病先防和既病防变。未病先防重在于养生，主要包括：法于自然之道，调理精神情志，保持阴平阳秘这三方面；既病防变，是指已经生病，要及时治疗，能预测到疾病可能的发展方向，以防止疾病的进一步进展。

2.2.3.1 辖区常住居民电子健康档案建档率达到 75% 以上，健康档案使用率达到 70% 以上。

$$健康档案建档率 = \frac{建档人数}{辖区内常住居民数} \times 100\%$$

$$电子健康档案建档率 = \frac{建立电子健康档案人数}{辖区内常住居民数} \times 100\%$$

$$健康档案使用率 = \frac{档案中有动态记录的档案份数}{档案总份数} \times 100\%$$

注：(1)建档指完成健康档案封面和个人基本信息表，其中0~6岁儿童不需要填写个人基本信息表，其基本信息填写在"新生儿家庭访视记录表"上；(2)有动态记录的档案是

指 1 年内与患者的医疗记录相关联和(或)有符合对应服务规范要求的相关服务记录的健康档案。详见原国家卫生计生委关于印发《国家基本公共卫生服务规范(第三版)》的通知(国卫基层发〔2017〕13 号)。

2.2.3.2　健康素养：指个人获取和理解基本健康信息和服务，并运用这些信息和服务做出正确决策，以维护和促进自身健康的能力。

$$健康素养水平 = \frac{具备基本健康素养居民数}{辖区内常住居民数} \times 100\%$$

详见原国家卫生计生委关于印发《国家基本公共卫生服务规范(第三版)》的通知(国卫基层发〔2017〕13 号)。

2.2.3.3　预防接种证(卡)建证(卡)率达到 100%。辖区适龄儿童国家免疫规划疫苗接种率达到 90% 以上。

$$建证率 = \frac{年度辖区内已建立预防接种证人数}{年度辖区内应建立预防接种证人数} \times 100\%$$

$$某种疫苗接种率 = \frac{年度辖区内某种疫苗实际接种人数}{年度辖区内某种疫苗应接种人数} \times 100\%$$

详见原国家卫生计生委关于印发《国家基本公共卫生服务规范(第三版)》的通知(国卫基层发〔2017〕13 号)。

2.2.3.4　新生儿访视率达到 90% 以上。0~6 岁儿童健康管理率达到 90% 以上。

$$新生儿访视率 = \frac{年度辖区内按照规范要求接受 1 次及以上访视的新生儿人数}{年度辖区内活产数} \times 100\%。$$

$$儿童健康管理率 = \frac{年度辖区内接受 1 次及以上随访的 0~6 岁儿童数}{年度辖区内 0~6 岁儿童数} \times 100\%$$

$$早孕建册率 = \frac{辖区内孕 13 周之前建册并进行第一次产前检查的产妇人数}{该地该时间段内活产数} \times 100\%$$

$$产后访视率 = \frac{辖区内产妇出院后 28 天内接受过产后访视的产妇人数}{该地该时间内活产数} \times 100\%$$

详见原国家卫生计生委关于印发《国家基本公共卫生服务规范(第三版)》的通知(国卫基层发〔2017〕13 号)。

2.2.3.6　老年人健康管理率达到 67% 以上，规范管理的高血压患者血压控制率达到 60% 以上。

$$老年人健康管理率 = \frac{年内接受健康管理人数}{年内辖区内 65 岁及以上常住居民数} \times 100\%$$

注：接受健康管理是指建立了健康档案、接受了健康体检、健康指导、健康体检表填写完整。详见原国家卫生计生委关于印发《国家基本公共卫生服务规范(第三版)》的通知(国卫基层发〔2017〕13 号)。

2.2.3.7 高血压患者管理率达到 **40%** 以上，规范管理率达到 **70%** 以上。糖尿病患者血糖控制率达到 **60%** 以上。

$$高血压患者管理率=\frac{年内已管理的高血压患者}{年内辖区内高血压患者总人数}\times100\%$$

$$高血压患者规范管理率=\frac{按照规范要求进行高血压患者健康管理的人数}{年内已管理的高血压患者人数}\times100\%$$

$$管理人群血压控制率=\frac{年内最近一次随访血压达标人数}{年内已管理的高血压患者人数}\times100\%$$

注：最近一次随访血压指的是按照规范要求最近一次随访的血压，若失访则判断为未达标，血压控制是指收缩压<140mmHg 和舒张压<90mmHg (65 岁及以上患者收缩压<150mmHg 和舒张压<90mmHg)，即收缩压和舒张压同时达标。

2.2.3.8 糖尿病患者管理率达到 **35%** 以上，规范管理率达到 **70%** 以上。

$$2型糖尿病患者管理率=\frac{年内已管理的2型糖尿病患者}{年内辖区内2型糖尿病患者总人数}\times100\%$$

$$2型糖尿病患者规范管理率=\frac{按照规范要求进行2型糖尿病患者健康管理的人数}{年内已管理的2型糖尿病患者人数}\times100\%$$

注：规范管理的含义是建档、定期随访管理(实施随访评估和分类干预，其中每年提供至少 4 次面对面随访、4 次免费空腹血糖检测和 1 次较全面的健康体检)和档案填写规范(信息真实，必填项目完整且无逻辑错误)。

$$管理人群血糖控制率=\frac{年内最近一次随访空腹血糖达标人数}{年内已管理的2型糖尿病患者人数}\times100\%$$

注：最近一次随访血糖指的是按照规范要求最近一次随访的血糖，若失访则判断为未达标，空腹血糖达标是指空腹血糖<7mmol/L。以上详见原国家卫生计生委关于印发《国家基本公共卫生服务规范(第三版)》的通知(国卫基层发〔2017〕13 号)。

2.2.3.9 严重精神障碍患者规范管理率达到 **75%** 以上。

$$严重精神障碍患者规范管理率=\frac{年内辖区内按照规范要求进行管理的严重精神障碍患者人数}{年内辖区内登记在册的确诊严重精神障碍患者人数}\times100\%$$

详见原国家卫生计生委关于印发《国家基本公共卫生服务规范(第三版)》的通知(国卫

基层发〔2017〕13 号)。

2.2.3.10 肺结核患者管理率达到 90%以上。肺结核患者规则服药率达到 90%以上。

$$肺结核患者管理率 = \frac{已管理的肺结核患者人数}{辖区同期内经上级定点医疗机构确诊并通知基层医疗卫生机构管理的肺结核患者人数} \times 100\%$$

$$肺结核患者规则服药率 = \frac{按照要求规则服药的肺结核患者人数}{同期辖区内已完成治疗的肺结核患者人数} \times 100\%$$

规则服药:在整个疗程中,患者在规定的服药时间实际服药次数占应服药次数的 90%以上。详见原国家卫生计生委关于印发《国家基本公共卫生服务规范(第三版)》的通知(国卫基层发〔2017〕13 号)。

2.2.3.11 65 岁及以上老年人、0~36 个月儿童中医药健康管理率分别达到 50%以上。

$$老年人中医药健康管理率 = \frac{年内接受中医药健康管理服务的65岁及以上居民数}{年内辖区内65岁及以上常住居民数} \times 100\%$$

$$0~36个月儿童中医药健康管理服务率 = \frac{年度辖区内按照月龄接受中医药健康管理服务的0~36月儿童数}{年度辖区内应管理的0~36个月儿童数} \times 100\%$$

详见原国家卫生计生委关于印发《国家基本公共卫生服务规范(第三版)》的通知(国卫基层发〔2017〕13 号)。

2.2.3.12 传染病疫情报告率、传染病疫情报告及时率达到 95%以上。突发公共卫生事件相关信息报告率达到 95%以上。

$$传染病疫情报告率 = \frac{网络报告的传染病病例数}{登记传染病病例数} \times 100\%$$

$$传染病疫情报告及时率 = \frac{报告及时的病例数}{报告传染病病例数} \times 100\%$$

$$突发公共卫生事件相关信息报告率 = \frac{及时报告的突发公共卫生事件相关信息数}{报告突发公共卫生事件相关信息数} \times 100\%$$

详见原国家卫生计生委关于印发《国家基本公共卫生服务规范(第三版)》的通知(国卫基层发〔2017〕13 号)。

2.2.3.13 卫生计生监督协管信息报告率达到 95%以上。

$$卫生计生监督协管信息报告率 = \frac{报告的事件或线索次数}{发现的事件或线索次数} \times 100\%$$

注：报告事件或线索包括食源性疾病、饮用水卫生安全、学校卫生、非法行医和非法采供血、计划生育。详见原国家卫生计生委关于印发《国家基本公共卫生服务规范(第三版)》的通知(国卫基层发〔2017〕13 号)。

2.2.4.1　计划生育技术服务。《计划生育技术服务管理条例》(中华人民共和国国务院令第 309 号),对各级计划生育服务机构开展的计划生育技术服务做出了具体要求:

第二章　技术服务

第六条　计划生育技术服务包括计划生育技术指导、咨询以及与计划生育有关的临床医疗服务。

第七条　计划生育技术指导、咨询包括下列内容:

(一)生殖健康科普宣传、教育、咨询;

(二)提供避孕药具及相关的指导、咨询、随访;

(三)对已经施行避孕、节育手术和输卵(精)管复通手术的,提供相关的咨询、随访。

乡级计划生育技术服务机构开展上述全部或者部分项目的,应当依照本条例的规定,向所在地设区的市级人民政府计划生育行政部门提出申请。设区的市级人民政府计划生育行政部门应当根据其申请的项目,进行逐项审查。对符合本条例规定条件的,应当予以批准,并在其执业许可证上注明获准开展的项目。

第十条　乡级计划生育技术服务机构申请开展本条例第九条规定的项目,应当具备下列条件:

(一)具有 1 名以上执业医师或者执业助理医师;其中,申请开展输卵(精)管结扎术、早期人工终止妊娠术的,必须具备 1 名以上执业医师;

(二)具有与申请开展的项目相适应的诊疗设备;

(三)具有与申请开展的项目相适应的抢救设施、设备、药品和能力,并具有转诊条件;

(四)具有保证技术服务安全和服务质量的管理制度;

(五)符合与申请开展的项目有关的技术标准和条件。

具体的技术标准和条件由国务院卫生行政部门会同国务院计划生育行政部门制定。

3.1.1　医疗技术:是指医疗机构及其医务人员以诊断和治疗疾病为目的,对疾病作出判断和消除疾病、缓解病情、减轻痛苦、改善功能、延长生命、帮助患者恢复健康而采取的医学专业手段和措施。详见中华人民共和国国家卫生健康委员会发布的《医疗技术临床应用管理办法》(中华人民共和国国家卫生健康委员会令 第 1 号)。

3.1.1　医疗技术临床应用:应当遵循科学、安全、规范、有效、经济、符合伦理的原则。临床应用安全性、有效性不确切、存在重大伦理问题、该技术已经被临床淘汰、未经临床研究论证的医疗新技术禁止应用于临床。医疗机构应当建立本机构医疗技术临床应用管理制度,包括目录管理、手术分级、医师授权、质量控制、档案管理、动态评估等制度,保障医疗技术临床应用质量和安全。医疗机构开展医疗技术临床应用应当具有符合要求的诊疗科目、专业技术人员、相应的设备、设施和质量控制体系，并遵守相关技术临床应用管理规范。医疗机构应当制定本机构医疗技术临床应用管理目录并及时调整，对目录内的手术进行分级管理。手术管理按照国家关于手术分级管理的有关规定执行。医疗机构应当建立医疗技术临床应用论证制度。详见《医疗技术临床应用管理办法》（中华人民共和国国家卫生健康委员会令 第 1 号）

3.2.1.2 医疗质量：指在现有医疗技术水平及能力、条件下，医疗机构及其医务人员在临床诊断及治疗过程中，按照职业道德及诊疗规范要求，给予患者医疗照顾的程度。详见原国家卫生和计划生育委员会发布《医疗质量管理办法》（国卫医发〔2018〕8 号）。

3.2.1.2 医疗质量管理：指按照医疗质量形成的规律和有关法律、法规要求，运用现代科学管理方法，对医疗服务要素、过程和结果进行管理与控制，以实现医疗质量系统改进、持续改进的过程。详见原国家卫生和计划生育委员会发布《医疗质量管理办法》（国卫医发〔2018〕8 号）。

3.2.1.2 核心制度：首诊负责制度、三级查房制度、会诊制度、分级护理制度、值班和交接班制度、疑难病例讨论制度、急危重患者抢救制度、术前讨论制度、死亡病例讨论制度、查对制度、手术安全核查制度、手术分级管理制度、新技术和新项目准入制度、危急值报告制度、病历管理制度、抗菌药物分级管理制度、临床用血审核制度、信息安全管理制度等。详见原国家卫生和计划生育委员会发布《医疗质量管理办法》（国卫医发〔2018〕8 号）。

3.2.2.11 血液透析室基本标准与医疗机构血液透析室管理。详见原国家卫生计生委《关于印发血液透析中心基本标准和管理规范（试行）的通知》（国卫医发〔2016〕67 号）；《血液净化标准操作规程（2010 版）》详见原卫生部关于印发《血液净化标准操作规程（2010 版）》的通知（卫医管发〔2010〕15 号）。

3.2.2.12 放射诊疗工作：是指使用放射性同位素、射线装置进行临床医学诊断、治疗和健康检查的活动。原卫生部发布《放射诊疗管理规定》（中华人民共和国卫生部令第46号），有关要求如下：

第二章 执业条件

第六条 医疗机构开展放射诊疗工作，应当具备以下基本条件：

（一）具有经核准登记的医学影像科诊疗科目；

（二）具有符合国家相关标准和规定的放射诊疗场所和配套设施；

（三）具有质量控制与安全防护专（兼）职管理人员和管理制度，并配备必要的防护用品和监测仪器；

（四）产生放射性废气、废液、固体废物的，具有确保放射性废气、废物、固体废物达标排放的处理能力或者可行的处理方案；

（五）具有放射事件应急处理预案。

第七条 医疗机构开展不同类别放射诊疗工作，应当分别具有下列人员：

（一）开展放射治疗工作的，应当具有：

1. 中级以上专业技术职务任职资格的放射肿瘤医师；

2. 病理学、医学影像学专业技术人员；

3. 大学本科以上学历或中级以上专业技术职务任职资格的医学物理人员；

4. 放射治疗技师和维修人员。

(二)开展核医学工作的,应当具有:

1. 中级以上专业技术职务任职资格的核医学医师；

2. 病理学、医学影像学专业技术人员；

3. 大学本科以上学历或中级以上专业技术职务任职资格的技术人员或核医学技师。

(三)开展介入放射学工作的,应当具有:

1. 大学本科以上学历或中级以上专业技术职务任职资格的放射影像医师；

2. 放射影像技师；

3. 相关内、外科的专业技术人员。

(四)开展 X 射线影像诊断工作的,应当具有专业的放射影像医师。

第九条 医疗机构应当按照下列要求配备并使用安全防护装置、辐射检测仪器和个人防护用品:

(一)放射治疗场所应当按照相应标准设置多重安全联锁系统、剂量监测系统、影像监控、对讲装置和固定式剂量监测报警装置；配备放疗剂量仪、剂量扫描装置和个人剂量报警仪；

(二)开展核医学工作的,设有专门的放射性同位素分装、注射、储存场所,放射性废物屏蔽设备和存放场所；配备活度计、放射性表面污染监测仪；

(三)介入放射学与其他 X 射线影像诊断工作场所应当配备工作人员防护用品和受检者个人防护用品。

第十条 医疗机构应当对下列设备和场所设置醒目的警示标志:

(一)装有放射性同位素和放射性废物的设备、容器,设有电离辐射标志；

(二)放射性同位素和放射性废物储存场所,设有电离辐射警告标志及必要的文字说明；

(三)放射诊疗工作场所的入口处,设有电离辐射警告标志；

(四)放射诊疗工作场所应当按照有关标准的要求分为控制区、监督区,在控制区进出口及其他适当位置,设有电离辐射警告标志和工作指示灯。

3. 2. 2. 13 医疗机构临床实验室管理:详见《病原微生物实验室生物安全管理条例》(国务院令第 424 号)。其中具备条件规定如下:

第九条 采集病原微生物样本应当具备下列条件:

(一)具有与采集病原微生物样本所需要的生物安全防护水平相适应的设备；

(二)具有掌握相关专业知识和操作技能的工作人员；

(三)具有有效的防止病原微生物扩散和感染的措施；

(四)具有保证病原微生物样本质量的技术方法和手段。

采集高致病性病原微生物样本的工作人员在采集过程中应当防止病原微生物扩散和感染,并对样本的来源、采集过程和方法等作详细记录。

3.2.2.16　电子病历应用管理：详见原国家卫生和计划生育委员会、国家中医药管理局《关于印发电子病历应用管理规范(试行)的通知》(国卫办医发〔2017〕8号)。

3.3.3　"危急值"：是指某种检验、检查结果出现时，表明患者可能正处于有生命危险的边缘状态，临床医生需要及时得到检验、检查信息，迅速给予患者有效的干预措施或治疗，避免病人发生意外，失去最佳抢救时机。凡检验科、放射科、超声科、心功能科等科室检查出的结果为"危急值"，应及时复核一次，同时电话报告临床科室，如两次复查结果相同，且确认仪器设备正常，标本采集、运送无误，方可将报告送到临床科室。临床科室医、护人员在接获"危急值"电话时，按要求复述一遍结果后，认真记录报告时间、检查结果、报告者，还应立即将检查结果报告主管医师(或值班医师)，同时记录汇报时间、汇报医师姓名。主管医师(或值班医师)接获"危急值"报告后，应根据该患者的病情，结合"危急值"的报告结果，对该患者的病情做进一步了解，对"危急值"报告进行分析和评估，对进一步的抢救和治疗措施(如用药、手术、会诊、转诊或转院等)做出决定，并在病程记录中详细记录报告结果、分析、处理情况、处理时间(记录到时与分)，若为住院医师，还要记录向上级医师报告的内容、上级医师查房情况。

"危急值"项目及报告范围如下：

1. 心电检查"危急值"报告范围

(1)心脏停搏；

(2)急性心肌梗死；

(3)致命性心律失常：①心室扑动、颤动；②室性心动过速；③多源性、RonT型室性早搏；④频发室性早搏并Q-T间期延长；⑤预激综合征伴快速心室率心房颤动；⑥心室率大于180次/分的心动过速；⑦二度Ⅱ型及二度Ⅱ型以上的房室传导阻滞；⑧心室率小于40次/分的心动过缓；⑨大于3秒的停搏；⑩低钾U波增高。

2. 医学影像检查"危急值"报告范围

(1)中枢神经系统：①严重的颅内血肿、挫裂伤、蛛网膜下腔出血的急性期；②硬膜下(外)血肿急性期；③脑疝、中线结构移位超过1cm、急性重度脑积水；④颅脑CT或MRI扫描诊断为颅内急性大面积脑梗死(范围达到一个脑叶或全脑干范围或以上)；⑤脑出血或脑梗塞复查CT或MRI，出血或梗塞程度加重，与近期片对比超过15%以上；⑥耳源性脑脓肿。

(2)脊柱、脊髓疾病：X线检查诊断为脊柱外伤长轴成角畸形、锥体粉碎性骨折压迫硬膜囊、脊髓重度损伤。

(3)呼吸系统：①气管、支气管异物；②肺压缩90%以上的液气胸，尤其是张力性气胸；③肺栓塞、肺梗死。

(4)循环系统：①心包填塞、纵隔摆动；②急性主动脉夹层动脉瘤。

(5)消化系统：①急性出血坏死性胰腺炎；②肝脾胰肾等腹腔脏器出血。

(6)颌面五官急症：颅底骨折。

(7)超声发现：①急诊外伤见腹腔积液，疑似肝脏、脾脏或肾脏等内脏器官破裂出血的危重患者；②急性胆囊炎考虑胆囊化脓并急性穿孔的患者；③考虑急性坏死性胰腺炎；④怀疑宫外孕破裂并腹腔内出血；⑤晚期妊娠出现羊水过少(≤5cm)，合并胎儿呼吸、心率过快(>160bpm)或过慢(120bpm)；⑥心脏普大并合并急性心衰；⑦大面积心肌坏死；

⑧大量心包积液合并心包填塞；⑨大动脉夹层动脉及血栓形成；⑩介入检查中出现的内脏破裂、大血管损伤等紧急情况。

3. 检验"危急值"报告项目和警戒值

(1)血液学检查部分：

检验项目	<生命警戒低值	>生命警戒高值
血清肌酐	—	880umol/L
成人空腹血糖	2.8mmol/L	25mmol/L
新生儿空腹血糖	1.7mmol/L	16.6mmol/L
血清钾	2.8mmol/L	6.0mmol/L
血清钠	120mmol/L	160mmol/L
血清钙	1.7mmol/L	3.3mmol/L
血气分析	pH　7.0	7.6
	pCO_2　20mmHg	60mmHg
	paO_2　40mmHg	—
血红蛋白	50g/L	230g/L
白细胞(血液病、放化疗患者)	0.5×10^9/L	40.0×10^9/L
白细胞(其他患者)	1×10^9/L	40.0×10^9/L
血小板(血液病、放化疗患者)	10×10^9/L	1000×10^9/L
血小板(其他患者)	30×10^9/L	1000×10^9/L
PT	—	30 秒
INR(口服华法林)	—	>3.5
APTT		100 秒
肌钙蛋白		阳性
纤维蛋白原	<0.7g/L	>6.5g/L
二氧化碳结合力	<10mmol/L	—
(酮症)D-3H	—	>1.5mmol/L

(2)微生物检查部分：①血培养阳性；②脑脊液细菌涂片或培养阳性；③脑脊液真菌涂片或墨汁染色阳性；④脑脊液真菌培养阳性；⑤组织标本细菌涂片或培养阳性；⑥组织标本真菌涂片或培养阳性。

(3)传染病学检查部分：①临床标本抗酸染色阳性或结核分枝杆菌培养阳性；②粪便悬滴及血清制动试验阳性或霍乱弧菌培养阳性；③HIV 初筛检测阳性；④新发传染病，特别是呼吸道传染病(如 H1N1 流感)检测阳性。

4. 病理检查项目

①恶性肿瘤出现切缘阳性；②石蜡结果与冰冻结果明显不符，可能影响到临床治疗策略的；③手术病理结果与以前的活检(临床已告知的)结果明显不符的。

5. 内窥镜"危急值"项目

①出血：病变造成活动性出血或内镜检查后出血风险较高者；②穿孔：病变造成或操作时发生穿孔，或操作后不能完全排除者；③上消化道异物：包括异物本身造成损害(穿孔、出血)，未能成功取出异物，或预计操作后并发症风险较高者；④麻醉并发症：例如吸入性肺炎、气道急症、药物过敏等；⑤检查后病情可能加重者：结肠镜检查后溃结患者出现中毒性巨结肠、ERCP 检查后胆道感染或胰腺炎加重；⑥肿瘤：检查发现消化道恶性肿瘤，患者及家属尚不知情者；⑦特殊治疗或操作(POME、EMR、ESD、STER 等)引起出血、穿孔、感染、远处栓塞等风险情形。

3.3.5　患者参与医疗安全：指患者及家属主动参与医疗安全活动，在医疗活动中确保自己的知情同意权、选择权，并且参与医疗决策，同时获取疾病诊疗相关信息。主要内容有：医护人员引导患者在就诊时应提供真实病情、真实信息；健康知识宣教(门急诊、住院过程中)；安全用药知识；以及提供不同的诊疗方案供患者选择、患者参与治疗计划的制订、实施和决策过程；手术、输血、有创操作前或特殊用药前取得患者或其近亲属知情同意并签字；手术部位标识、身份识别、各项治疗取得患者的配合，包括出院后的随访，以最大限度地促进医患沟通。

3.3.5　患者安全管理。详见国家卫生健康委员会《关于进一步加强患者安全管理工作的通知》(国卫办医发〔2018〕5 号)，有关要求如下：

要充分认识患者安全管理的重要意义，将保障安全作为医疗管理的重要内容，按照"预防为主，系统优化、全员参与、持续改进"的原则大力推进，不断提高医疗机构患者安全管理水平。五项主要任务：构建"政府主导、社会协同、公众参与"的患者安全工作格局；健全患者安全相关管理制度体系；提升医疗机构患者安全管理水平；营造积极的医疗机构患者安全文化；减少医疗机构患者安全主要不良事件。十项工作措施：完善患者安全组织管理与制度体系，广泛开展患者安全教育培训，加强医疗机构内患者安全组织管理，落实患者安全各项规章制度，以多部门合作推动医院管理系统不断改进，加强重点领域重点部门重点环节的患者安全管理，着力推进患者用药安全，营造积极的医院安全文化，鼓励患者参与患者安全活动，开展患者安全相关科学研究和国际交流合作。

3.4.1　护理组织管理体系。医院一般根据《护士条例》(中华人民共和国国务院令第517 号)和医院功能任务，实行护理部主任、科护士长、病区护士长三级护理管理或护理部主任、病区护士长两级护理管理。

3.4.2　按照《护士条例》制定相关制度。医院应至少制定以下制度——护理人员执业准入制度、护理人员教育培训制度、休假制度、执业安全防护制度。

3.4.3　分级护理：是指根据对病人病情的轻、重、缓、急及病人自理能力的评估，给予不同级别的护理。同时可分为特级护理、一级护理、二级护理、三级护理。

3.5.1　医院感染管理组织，健全医院感染管理组织体系，配备专(兼)职人员承担医

院感染管理和业务技术咨询、指导工作。详见《医院感染管理办法》(卫生部令第48号)对医院感染管理组织的明确要求:

第二章 组织管理

第五条 各级各类医疗机构应当建立医院感染管理责任制,制定并落实医院感染管理的规章制度和工作规范,严格执行有关技术操作规范和工作标准,有效预防和控制医院感染,防止传染病病原体、耐药菌、条件致病菌及其他病原微生物的传播。

第六条 住院床位总数在100张以上的医院应当设立医院感染管理委员会和独立的医院感染管理部门。

住院床位总数在100张以下的医院应当指定分管医院感染管理工作的部门。

其他医疗机构应当有医院感染管理专(兼)职人员。

第七条 医院感染管理委员会由医院感染管理部门、医务部门、护理部门、临床科室、消毒供应室、手术室、临床检验部门、药事管理部门、设备管理部门、后勤管理部门及其他有关部门的主要负责人组成,主任委员由医院院长或者主管医疗工作的副院长担任。

3.6.2 定期对污水进行相关监测。监测接触池出口总余氯每日至少监测2次,pH值每日至少监测2次,COD(化学需氧量)和SS(悬浮物)每周监测一次,其他污染物每季度监测一次。无环保安全事故。无医疗废物、污水、放射源等泄漏安全事故。

3.8.1 药事与药物治疗管理组织:是指药事管理与药物治疗学委员会,原卫生部、国家中医药管理局、总后勤部卫生部联合印发的《医疗机构药事管理规定》(卫医政发〔2011〕11号),对其职责描述如下:

第九条 药事管理与药物治疗学委员会(组)的职责:

(一)贯彻执行医疗卫生及药事管理等有关法律、法规、规章。审核制定本机构药事管理和药学工作规章制度,并监督实施;

(二)制定本机构药品处方集和基本用药供应目录;

(三)推动药物治疗相关临床诊疗指南和药物临床应用指导原则的制定与实施,监测、评估本机构药物使用情况,提出干预和改进措施,指导临床合理用药;

(四)分析、评估用药风险和药品不良反应、药品损害事件,并提供咨询与指导;

(五)建立药品遴选制度,审核本机构临床科室申请的新购入药品、调整药品品种或者供应企业和申报医院制剂等事宜;

(六)监督、指导麻醉药品、精神药品、医疗用毒性药品及放射性药品的临床使用与规范化管理;

(七)对医务人员进行有关药事管理法律法规、规章制度和合理用药知识教育培训;向公众宣传安全用药知识。

第十条 医疗机构医务部门应当指定专人,负责与医疗机构药物治疗相关的行政事务管理工作。

第十一条 医疗机构应当根据本机构功能、任务、规模设置相应的药学部门,配备和提供与药学部门工作任务相适应的专业技术人员、设备和设施。

三级医院设置药学部，并可根据实际情况设置二级科室；二级医院设置药剂科；其他医疗机构设置药房。

3.8.1　药品储存相关制度：指定期对库存药品进行养护与质量检查的制度，原卫生部、国家中医药管理局、总后勤部卫生部联合印发的《医疗机构药事管理规定》（卫医政发〔2011〕11 号），对药品储存相关制度要求如下：

第二十六条　医疗机构应当制定和执行药品保管制度，定期对库存药品进行养护与质量检查。药品库的仓储条件和管理应当符合药品采购供应质量管理规范的有关规定。

第二十七条　化学药品、生物制品、中成药和中药饮片应当分别储存，分类定位存放。易燃、易爆、强腐蚀性等危险性药品应当另设仓库单独储存，并设置必要的安全设施，制定相关的工作制度和应急预案。

麻醉药品、精神药品、医疗用毒性药品、放射性药品等特殊管理的药品，应当按照有关法律、法规、规章的相关规定进行管理和监督使用。

3.8.2　超药品说明书用药：又称"药品说明书外用法"、"药品未注册用法"，是指药品使用的适应证、剂量、疗程、途径或人群等未在药品监督管理部门批准的药品说明书记载范围内的用法。

特殊情况需超说明书用药时必须同时具备以下条件：

1. 在不影响患者生活质量或危及生命的情况下，无合理的可替代药品和疗法。但必须充分考虑药品不良反应、禁忌证、注意事项，权衡患者获得的利益大于可能出现的风险，保证该用法是最佳方案。

2. 用药目的必须仅仅是为了患者的利益，而不是试验研究。

3. 有确凿循证医学证据。有必要的科学依据、会诊意见，充分的临床实践，相关文献、研究报道。

4. 病人知情同意，并签署知情同意书。告知风险，患者超说明书用药签署的知情同意书一式两份，一份存病历，一份交药房取药。

3.8.3　不合理处方。详见原卫生部关于印发《医院处方点评管理规范（试行）》的通知（卫医管发〔2010〕28 号），不合理处方规定如下：

第四章　处方点评的结果

第十五条　处方点评结果分为合理处方和不合理处方。

第十六条　不合理处方包括不规范处方、用药不适宜处方及超常处方。

第十七条　有下列情况之一的，应当判定为不规范处方：

（一）处方的前记、正文、后记内容缺项，书写不规范或者字迹难以辨认的；

（二）医师签名、签章不规范或者与签名、签章的留样不一致的；

（三）药师未对处方进行适宜性审核的（处方后记的审核、调配、核对、发药栏目无审核调配药师及核对发药药师签名，或者单人值班调剂未执行双签名规定）；

（四）新生儿、婴幼儿处方未写明日、月龄的；

（五）西药、中成药与中药饮片未分别开具处方的；

（六）未使用药品规范名称开具处方的；

（七）药品的剂量、规格、数量、单位等书写不规范或不清楚的；

（八）用法、用量使用"遵医嘱""自用"等含糊不清字句的；

（九）处方修改未签名并注明修改日期，或药品超剂量使用未注明原因和再次签名的；

（十）开具处方未写临床诊断或临床诊断书写不全的；

（十一）单张门急诊处方超过五种药品的；

（十二）无特殊情况下，门诊处方超过 7 日用量，急诊处方超过 3 日用量，慢性病、老年病或特殊情况下需要适当延长处方用量未注明理由的；

（十三）开具麻醉药品、精神药品、医疗用毒性药品、放射性药品等特殊管理药品处方未执行国家有关规定的；

（十四）医师未按照抗菌药物临床应用管理规定开具抗菌药物处方的；

（十五）中药饮片处方药物未按照"君、臣、佐、使"的顺序排列，或未按要求标注药物调剂、煎煮等特殊要求的。

第十八条　有下列情况之一的，应当判定为用药不适宜处方：

（一）适应证不适宜的；

（二）遴选的药品不适宜的；

（三）药品剂型或给药途径不适宜的；

（四）无正当理由不首选国家基本药物的；

（五）用法、用量不适宜的；

（六）联合用药不适宜的；

（七）重复给药的；

（八）有配伍禁忌或者不良相互作用的；

（九）其他用药不适宜情况的。

第十九条　有下列情况之一的，应当判定为超常处方：

1. 无适应证用药；

2. 无正当理由开具高价药的；

3. 无正当理由超说明书用药的；

4. 无正当理由为同一患者同时开具 2 种以上药理作用相同药物的。

3.8.4　药品不良反应。其中原卫生部颁布的《药品不良反应报告和监测管理办法》（卫生部令第 81 号），含义是：药品不良反应是指合格药品在正常用法用量下出现的与用药目的无关的有害反应(第六十三条第一款)。

药害事件：泛指由药品使用导致的患者生命或身体健康损害的事件，包括药品不良反应以及其他一切非预期药物作用导致的意外事件。相对于药品不良反应，药害事件概念的内涵和外延都被扩大。药害既包括非人为过失的不良反应，也包括人为过失导致的其他负面药物作用(https：//baike. baidu. com/item)。

3.9.2　落实村卫生室公共卫生服务任务与经费补偿。详见原国家卫生计生委办公厅、财政部办公厅、国家中医药局办公室联合下发的《关于印发国家基本公共卫生服务项目绩效考核指导方案的通知》(国卫办基层发〔2015〕35 号)，提供有可供参考的绩效考核指标体系。

4.1.2　岗位风险分级。一般根据行使权力大小，与群众生产生活关系密切程度以及产生腐败可能性大小，将岗位分为高、中、低三个风险管理类别，其风险等级依次降低。具体分类如下：

高级：领导班子成员；从事人事、财务、接待、物资、采购等管理科室的负责人；

中级：临床科室、医技科室负责人及职能科室的负责人；

低级：临床、医技科室的一线岗位及职能科室一般管理岗位。

4.1.2　"三重一大"：这是一种集体决策制度，具体是指重大事项决策、重要干部任免、重要项目安排、大额资金的使用，必须经集体讨论做出决定的制度(简称"三重一大"制度)。

4.5.2　防灾备份系统：也称之容灾备份系统，是指在相隔较远的异地，建立两套或多套功能相同的 IT 系统，互相之间可以进行健康状态监视和功能切换，当一处系统因意外(如火灾、地震等)停止工作时，整个应用系统可以切换到另一处，使得该系统功能可以继续正常工作。

4.7.1　乡村一体化管理：指在县级卫生行政部门统一规划和组织实施下，以乡镇为范围，对乡镇卫生院和村卫生室的行政、业务、药械、财务和绩效考核等方面予以规范的管理体制。原卫生部《卫生部办公厅关于推进乡村卫生服务一体化管理的意见》(卫办农卫发〔2010〕48 号)，对乡村一体化管理规定如下：

在乡村一体化管理中，乡镇卫生院受县级卫生行政部门的委托，负责履行本辖区内卫生管理职责，在向农民提供公共卫生服务和常见病、多发病的诊疗等综合服务的同时，承担对村卫生室的管理和指导职能；村卫生室承担行政村的公共卫生服务及一般疾病的初级诊治等工作。

乡村一体化管理的主要内容包括：

(一)加强机构的设置规划与建设；

(二)加强人员的准入与执业管理；

(三)加强业务管理；

(四)加强药械管理；

(五)加强财务管理；

(六)加强绩效考核。

附录 2 乡镇卫生院医疗服务推荐病种

一、乡镇卫生院医疗服务基本病种(66 种)

(一)内科(26 种)

高血压病(I10.x00)、冠状动脉粥样硬化性心脏病(I25.103)、先天性心脏病(Q24.900)、心肌炎(I51.400)、脑卒中(I64.x00)、眩晕综合征(H81.901)、偏头痛(G43.900)、急性气管炎(J04.100)、支气管炎(J40.x00)、肺炎(J18.900)、肺气肿(J43.900)、慢性肺源性心脏病(I27.900)、急性上呼吸道感染(J06.900)、腹泻(K52.916)、胃肠炎(A09.901)、结肠炎(A09.902)、胆囊炎(K81.900)、泌尿道感染(N39.000)、急性肾小球肾炎(N00.902)、糖尿病(E14.900)、高脂血症(E78.500)、贫血(D64.900)、短暂性脑缺血发作(G45.900)、带状疱疹(B02.900)、皮炎(L30.900)、肺结核(A16.200)。

(二)外科(17 种)

阑尾炎(K37.x00)、腹痛(R10.400)、胆管结石(K80.500)、泌尿系结石(N20.900)、腹股沟疝 K(40.900)、睾丸鞘膜积液(N43.301)、痔(I84.900)、便秘 K(59.000)、肛周脓肿(K61.001)、前列腺增生(N40.x00)、头部外伤(S09.900)、骨折(T14.200)、椎动脉型颈椎病(M47.001+)、肩周炎(M75.001)、关节炎(M13.900)、腰肌劳损(M54.505)、腰椎间盘突出(M51.202)。

(三)妇(产)科(7 种)

女性盆腔炎(N73.902)、宫颈炎性疾病(N72.x00)、急性阴道炎(N76.000)、子宫内膜炎(N71.902)、输卵管炎(N70.904)、卵巢炎(N70.903)、助产单胎分娩(O83.900)。

(四)眼、耳鼻咽喉科(10 种)

结膜炎(H10.900)、急性鼻咽炎(J00.x00)、急性鼻窦炎(J01.900)、鼻出血(R04.000)、急性扁桃体炎(J03.900)、急性咽喉炎(J06.000)、急性咽炎(J02.900)、疱疹性咽峡炎(B08.501)、中耳炎(H66.900)、非化脓性中耳炎(H65.900)。

(五)口腔科(6 种)

龋齿(K02.900)、急性牙周炎(K05.200)、牙列部分缺失(K08.104)、化脓性牙龈炎(K05.101)、口腔粘膜溃疡(K12.109)、口腔炎(K12.112)。

(以上疾病代码按《疾病分类与代码(GB/T 14396—2016)》执行。)

二、县医院医疗服务能力基本标准(国卫办医发〔2016〕12 号)中所含部分病种(略)。

附录3　乡镇卫生院服务能力标准

（2018 年版）

按照国家卫生健康委《关于开展"优质服务基层行"活动的通知》要求，制定乡镇卫生院服务能力标准。

一、适用范围

（一）本标准适用于所有乡镇卫生院。

（二）本标准共设置 4 章 100 条，用于乡镇卫生院自我评价与改进，并作为对乡镇卫生院实地评价的依据。

二、标准分类

（一）基本条款。将最基本、最常用、最易做到、必须做好的列为基本条款，适用于所有乡镇卫生院。

（二）推荐条款。在基本条款的基础上，针对医疗服务能力较强的乡镇卫生院增设推荐条款，以"★"标注。

三、条款分布

章节	基本条款	推荐条款★
第一章　功能任务和资源配置	12	/
第二章　基本医疗和公共卫生服务	29	5
第三章　业务管理	36	7
第四章　综合管理	11	/
合计	88	12

四、能力结果表达方式

（一）采用 A、B、C、D 四档表达方式。

A 档：代表"优秀"；

B 档：代表"良好"；

C 档：代表"合格"；

D 档：代表"不合格"。

(二)评判原则。凡是达到 B 档"良好"者，必须先达到 C 档"合格"要求；凡是达到 A 档"优秀"者，必须先达到 B 档"良好"要求。

(三)能力标准的性质结果。

项目 ＼ 档次	A	B	C	D
结果表述	优秀	良好	合格	不合格
情况表述	有持续改进或成效良好	有监管有结果	有制度能有效执行	仅有制度或规章，未执行

五、能力结果

类别	基本条款(88 条)			推荐条款(12 条)		
	C 档	B 档	A 档	C 档	B 档	A 档
达到推荐标准	100%	≥60%	≥30%	≥90%	≥60%	≥30%
达到基本标准	≥95%	≥50%	≥20%	/	/	/

前 置 条 件

检查项目	检查内容	检查结果
机构名称	执业注册第一名称为乡镇卫生院，名称格式为：县(市、区)名+乡镇名+(中心)卫生院。	符　合　□ 不符合　□
医疗安全	评价前一年及当年未发生过经鉴定定性为二级及以上负主要责任的医疗事故。	符　合　□ 不符合　□
机构管理	无对外出租、承包内部科室等行为。	符　合　□ 不符合　□

附录 4 评审组组成及任务分工

专业组	人数	任务分工	
综合管理组	1	1.1.1 基本功能	1.1.2 主要任务
		1.2.1 临床科室	1.2.5 职能科室
		1.3.1 建筑面积	1.3.2 床位设置
		1.3.3 设备配置	1.3.4 公共设施
		1.4.1 人员配备	2.1.1 门急诊服务
		2.1.2 住院服务	2.1.4 转诊服务
		2.1.5 远程医疗服务★	2.3.1 服务效率
		2.3.2 满意度	3.1.1 执业管理
		3.2.2.16 病案管理	3.6.1 医疗废物和污水处理管理制度
		3.6.2 医疗废物处置和污水处理	
		4.1.1 党的组织建设	4.1.2 党风廉政建设
		4.2.1 绩效考核制度	4.2.2 人才队伍建设
		4.3.1 财务管理	4.4.1 后勤安全保障
		4.5.1 信息系统建设	4.5.2 信息安全
		4.6.1 医德医风建设	4.7.1 乡村卫生服务一体化管理
		4.8.1 分工协作	
医疗药事组	1-2	2.2.1.1 病种	2.2.1.2 急诊急救服务
		2.2.1.3 内(儿)科医疗服务	2.2.1.4 外科医疗服务
		2.2.1.5 妇(产)科医疗服务★	2.2.1.6 全科医疗服务
		2.2.1.7 中医医疗服务	2.2.1.8 眼、耳鼻咽喉医疗服务★
		2.2.1.9 口腔医疗服务★	2.2.2.1 检验项目
		2.2.2.2 检查项目	3.1.2 规范诊疗
		3.2.1.1 医疗质量管理体系	3.2.1.2 医疗质量管理制度
		3.2.2.1 "三基"培训与考核	3.2.2.2 住院诊疗质量管理
		3.2.2.3 首诊负责制度	3.2.2.4 查房制度
		3.2.2.5 值班和交接班制度	3.2.2.6 手术、麻醉授权管理★
		3.2.2.7 病历书写规范管理	3.2.2.8 手术管理★
		3.2.2.9 患者麻醉前病情评估和讨论制度★	
		3.2.2.12 放射或医学影像管理	3.2.2.13 临床检验管理
		3.2.2.14 中医管理	3.8.1 药品管理
		3.8.2 临床用药	3.8.3 处方管理
		3.8.4 药品不良反应管理	

专业组	人数	任 务 分 工	
公卫组	1	1.2.3 公共卫生科或预防保健科	2.1.3 家庭医生签约服务
		2.2.3.1 居民健康档案管理	2.2.3.2 健康教育
		2.2.3.3 预防接种	2.2.3.4 儿童健康管理
		2.2.3.5 孕产妇健康管理	2.2.3.6 老年人健康管理
		2.2.3.7 高血压患者健康管理	2.2.3.8 2型糖尿病患者健康管理
		2.2.3.9 严重精神障碍患者管理	2.2.3.10 肺结核患者健康管理
		2.2.3.11 中医药健康管理	2.2.3.12 传染病及突发公共卫生事件报告和处理
		2.2.3.13 卫生计生监督协管	2.2.3.14 重大公共卫生项目
		3.7.1 放射防护管理	3.7.2 放射防护设备管理
		3.9.1 建立健全公共卫生管理制度	3.9.2 落实村卫生室公共卫生服务任务与经费补偿
护理组	1	2.2.1.10 康复医疗服务★	3.2.2.15 康复管理★
		3.3.1 查对制度	3.3.2 手术安全核查制度★
		3.3.3 危急值报告制度	3.3.4 患者安全风险管理
		3.3.5 患者参与医疗安全	3.4.1 护理组织管理体系
		3.4.2 执行《护士条例》	3.4.3 临床护理质量管理
		3.4.4 护理安全管理	
院感组	1	1.2.2 医技及其他科室	1.2.4 计划生育科
		2.2.4.1 计划生育技术服务	3.2.2.11 血液透析管理★
		3.2.2.10 输血管理★	3.5.1 医院感染管理组织
		3.5.2 医院感染监测	3.5.3 手卫生管理
		3.5.4 消毒及灭菌工作管理	

附录5 评审相关用表

综合管理组评审用表

能 力 标 准	自评结果	评审结果				条款降级原因
		D	C	B	A	
1.1.1　基本功能						
1.1.2　主要任务						
1.2.1　临床科室						
1.2.5　职能科室						
1.3.1　建筑面积						
1.3.2　床位设置						
1.3.3　设备配置						
1.3.4　公共设施						
1.4.1　人员配备						
2.1.1　门急诊服务						
2.1.2　住院服务						
2.1.4　转诊服务						
2.1.5　远程医疗服务★						
2.3.1　服务效率						
2.3.2　满意度						
3.1.1　执业管理						
3.2.2.16　病案管理						
3.6.1　医疗废物和污水处理管理制度						
3.6.2　医疗废物处置和污水处理						
4.1.1　党的组织建设						
4.1.2　党风廉政建设						
4.2.1　绩效考核制度						
4.2.2　人才队伍建设						
4.3.1　财务管理						
4.4.1　后勤安全保障						
4.5.1　信息系统建设						
4.5.2　信息安全						
4.6.1　医德医风建设						
4.7.1　乡村卫生服务一体化管理						
4.8.1　分工协作						
	合计					

医疗药事组评审用表

能力标准	自评结果	评审结果				条款降级原因
		D	C	B	A	
2.2.1.1 病种						
2.2.1.2 急诊急救服务						
2.2.1.3 内(儿)科医疗服务						
2.2.1.4 外科医疗服务						
2.2.1.5 妇(产)科医疗服务★						
2.2.1.6 全科医疗服务						
2.2.1.7 中医医疗服务						
2.2.1.8 眼、耳鼻咽喉医疗服务★						
2.2.1.9 口腔医疗服务★						
2.2.2.1 检验项目						
2.2.2.2 检查项目						
3.1.2 规范诊疗						
3.2.1.1 医疗质量管理体系						
3.2.1.2 医疗质量管理制度						
3.2.2.1 "三基"培训与考核						
3.2.2.2 住院诊疗质量管理						
3.2.2.3 首诊负责制度						
3.2.2.4 查房制度						
3.2.2.5 值班和交接班制度						
3.2.2.6 手术、麻醉授权管理★						
3.2.2.7 病历书写规范管理						
3.2.2.8 手术管理★						
3.2.2.9 患者麻醉前病情评估和讨论制度★						
3.2.2.12 放射或医学影像管理						
3.2.2.13 临床检验管理						
3.2.2.14 中医管理						
3.8.1 药品管理						
3.8.2 临床用药						
3.8.3 处方管理						
3.8.4 药品不良反应管理						
合计						

公共卫生组评审用表

能　力　标　准	自评结果	评审结果				条款降级原因
		D	C	B	A	
1.2.3　公共卫生科或预防保健科						
2.1.3　家庭医生签约服务						
2.2.3.1　居民健康档案管理						
2.2.3.2　健康教育						
2.2.3.3　预防接种						
2.2.3.4　儿童健康管理						
2.2.3.5　孕产妇健康管理						
2.2.3.6　老年人健康管理						
2.2.3.7　高血压患者健康管理						
2.2.3.8　2 型糖尿病患者健康管理						
2.2.3.9　严重精神障碍患者管理						
2.2.3.10　肺结核患者健康管理						
2.2.3.11　中医药健康管理						
2.2.3.12　传染病及突发公共卫生事件报告和处理						
2.2.3.13　卫生计生监督协管						
2.2.3.14　重大公共卫生项目						
3.7.1　放射防护管理						
3.7.2　放射防护设备管理						
3.9.1　建立健全公共卫生管理制度						
3.9.2　落实村卫生室公共卫生服务任务与经费补偿						
	合计					

护理组评审用表

能 力 标 准	自评结果	评审结果				条款降级原因
		D	C	B	A	
2.2.1.10 康复医疗服务★						
3.2.2.15 康复管理★						
3.3.1 查对制度						
3.3.2 手术安全核查制度★						
3.3.3 危急值报告制度						
3.3.4 患者安全风险管理						
3.3.5 患者参与医疗安全						
3.4.1 护理组织管理体系						
3.4.2 执行《护士条例》						
3.4.3 临床护理质量管理						
3.4.4 护理安全管理						
	合计					

医院感染组评审用表

能 力 标 准	自评结果	评审结果				条款降级原因
		D	C	B	A	
1.2.2 医技及其他科室						
1.2.4 计划生育科						
2.2.4.1 计划生育技术服务						
3.2.2.10 输血管理★						
3.2.2.11 血液透析管理★						
3.5.1 医院感染管理组织						
3.5.2 医院感染监测						
3.5.3 手卫生管理						
3.5.4 消毒及灭菌工作管理						
	合计					